PROF. DR. INGO FROBÖSE
MIT ULRIKE SCHÖBER

9 REGELN FÜR EINE MUSKULATUR, DIE GESUND MACHT

Ullstein

Besuchen Sie uns im Internet:
www.ullstein.de

Wir verpflichten uns zu Nachhaltigkeit
- Papiere aus nachhaltiger Waldwirtschaft und anderen kontrollierten Quellen
- ullstein.de/nachhaltigkeit

FORMEL FROBÖSE
AUSGEZEICHNET

FSC
www.fsc.org
MIX
Papier | Fördert gute Waldnutzung
FSC® C021394

Originalausgabe im Ullstein Taschenbuch
1. Auflage April 2024
3. Auflage 2025

Bei Fragen zur Produktsicherheit wenden Sie sich bitte an
produktsicherheit@ullstein.de
Bildnachweise: Adobe.com (S. 51), Adobe Stock/lioputra (S. 67, 69–82, 85–94, 139),
Adobe Stock/logo3in1 (S. 66), Axel Raidt (S. 84)
Redaktion: Vera Baschlakow
Umschlaggestaltung: zero-media.net, München
Titelabbildung: © FinePic®, München (Textur)
Satz: Pinkuin Satz und Datentechnik, Berlin
Gesetzt aus der Kepler Light
Druck und Bindearbeiten: ScandBook, Litauen
ISBN 978-3-548-06947-0

Inhalt

Inhalt

Vorwort

Liebe Leserin, lieber Leser,

2023 erschien mein Buch *Muskeln – die Gesundmacher*, in dem ich die faszinierenden Zusammenhänge rund um unser größtes Organ, die Muskulatur, dargestellt habe. Ich habe mich sehr gefreut, dass so viele Menschen mein Interesse an diesem Wunderwerk unseres Körpers geteilt haben. Doch da das Wissen rund um die Muskeln so vielfältig und komplex ist, war von Anfang an klar, dass praktische Tipps dort die Ausnahme bleiben mussten. Ein Punkt, den viele Leser zu Recht bemängelt haben – aber das hätte den Rahmen gesprengt: Einen dicken Wälzer über die Muskulatur mochte ich niemandem zumuten.

Für alle, die mithilfe ihrer Muskeln aktiv etwas für ihre Gesundheit tun möchten, habe ich dieses Praxisbuch geschrieben. Darin zeige ich Ihnen, welche neun Regeln Sie beachten müssen, um in den Genuss aller Benefits zu kommen, die Ihre Muskulatur Ihnen bietet. Damit auch jene Leserinnen und Leser, die das Theoriebuch nicht gelesen haben, die grundlegenden Zusammenhänge verstehen, erläutere ich sie hier nur kurz und einfach. Die tiefer gehenden Hintergrundinformationen finden Sie im Buch *Muskeln – die Gesundmacher*.

Damit keine Missverständnisse aufkommen: Ich will aus Ihnen weder einen Bodybuilder noch eine Marathoni oder gar einen freudlosen Gesundheitsapostel machen. Alle Empfehlungen, Ratschläge und Übungen sind praxiserprobt und für jeden und jede machbar, denn Sie können sie individuell an Ihren aktuellen Gesundheits- und Trainingszustand anpassen.

Versuchen Sie außerdem bitte nicht, alle neun Regeln auf einmal in Ihr Leben zu integrieren, denn damit würden Sie sich überfordern – und mich vermutlich verfluchen. Suchen Sie sich eine Regel aus, die Ihnen spontan am wichtigsten erscheint, und beginnen Sie damit. Vielleicht nehmen Sie auch eine weitere hinzu, die Ihnen leicht umzusetzen erscheint. Integrieren Sie zunächst diese Veränderungen in Ihren Alltag, und wenn das klappt, beziehen Sie eine weitere Regel mit ein. So erreichen Sie nach und nach ein bewegteres und gesünderes Leben, das zu Ihnen passt und Ihnen Freude und Wohlbefinden bereitet.

Ich wünsche Ihnen viel Erfolg dabei,
Ihr Ingo Froböse

FITTE MUSKELN – EIN MUSS FÜR UNSERE GESUNDHEIT

Sie haben zwar gerade erst angefangen zu lesen, aber trotzdem: Legen Sie bitte für einen kurzen Moment das Buch aus der Hand. Jetzt bewegen Sie einmal Ihre Finger, Hände und Arme, drehen Ihren Kopf von rechts nach links und von oben nach unten, kreisen Ihre Füße. Vielleicht stehen Sie auch kurz auf und schütteln einmal den ganzen Körper, strecken und recken sich ein wenig.

Spüren Sie, dass Sie sich nun etwas belebter oder lebendiger fühlen? Dieses angenehme Gefühl wird nur durch die – in diesem Fall sehr geringe – Bewegung Ihrer Muskulatur verursacht. Warum? Schon mit diesen Mini-Moves haben Sie all Ihre Zellen etwas besser mit Sauerstoff und Nährstoffen versorgt und Ihren Stoffwechsel ein wenig angekurbelt. Vermutlich fühlen Sie sich jetzt auch ein klein wenig wacher, denn auch Ihr Gehirn wurde gerade besser versorgt.

Schon dieses einfache Beispiel zeigt Ihnen, dass Muskeln einen Einfluss auf Ihr Wohlbefinden haben. Dieser wird natürlich sehr viel größer und deutlich spürbarer, wenn Sie sich nicht nur wie jetzt gerade ein kleines bisschen bewegen, sondern wenn Sie regelmäßig trainieren. Das gilt für alle Altersgruppen, und es gilt auch, wenn Sie im mittleren oder höheren Alter erst jetzt – am besten noch heute – mit

Sport anfangen! (Wie wichtig körperliche Aktivität für ein gesundes Altern ist, zeige ich Ihnen in Regel 7 ausführlich.)

Tatsächlich erfüllt unsere Muskulatur im Körper vielfältige Funktionen, und Sie können dieses einzigartige Gewebe gezielt für die Erhaltung und Verbesserung Ihrer Gesundheit einsetzen. Bevor ich Ihnen im Detail zeige, welche neun Regeln Sie dabei zum Ziel bringen, werfen wir gemeinsam einen Blick auf die vielfältigen Funktionen Ihrer Muskeln. Dabei stehen die Myokine, die Heilstoffe der Muskulatur, unser Stoffwechsel, die Frage des Gewichtsmanagements mithilfe der Muskeln sowie die oft unterschätzten Folgen von Bewegungsmangel im Mittelpunkt.

Muskel-Basics – mehr als Funfacts

Wir alle haben 654 Muskeln – große und kleine, dicke und dünne, lange und kurze. Sie unterscheiden sich in Aufbau, Form, Größe und Fähigkeit. Diese Vielfalt ermöglicht es, unsere ganz unterschiedlichen Aufgaben in Familie, Beruf und Alltag zu bewältigen. Egal, ob dafür Beweglichkeit, Kraft, Schnelligkeit oder Ausdauer nötig sind: Unser Organismus hält die passenden Muskeln parat.

Die Muskelmasse beträgt bei gesunden Menschen im Verhältnis zum Körpergewicht 25 bis 35 Prozent bei Frauen und bei Männern idealerweise mindestens 35 bis 40 Prozent. Bei einem 70 Kilogramm schweren Mann sind das etwa 30 Kilogramm. Wer körperlich schwer arbeitet oder sehr viel Sport treibt, kann sogar einen Muskelanteil von 65 Prozent erreichen.

Denken Sie auch beim Stichwort Muskeln automatisch an einen dicken Bizeps oder einen Waschbrettbauch? Ich kann Sie beruhigen: Darum wird es in diesem Buch nicht gehen. Tatsächlich hat unsere Muskulatur sehr viel mehr und ganz andere Aufgaben im Organismus:

- Muskeln beeinflussen den Stoffwechsel.
- Muskeln verbrennen Nährstoffe und erzeugen dadurch Energie für alles, was Sie tun.
- Muskeln wärmen.
- Muskeln produzieren Botenstoffe, die Myokine.
- Muskeln schützen die inneren Organe und Knochen.
- Muskeln stabilisieren die Gelenke.
- Muskeln sorgen für eine gute Körperhaltung.
- Muskeln fördern das Immunsystem.
- Muskeln regulieren die Funktion des Gehirns.

Warum Frauen weniger Muskelmasse haben

Obwohl Frauen die gleichen Muskeln wie Männer haben, ist ihr Anteil an der Körperzusammensetzung naturgemäß zugunsten des Fetts niedriger. Die größeren weiblichen Fettdepots sollen die Ernährung des Nachwuchses auch in Zeiten des Hungers sichern – ein Mechanismus, der in vielen Teilen unserer Welt bis heute sinnvoll ist. Deswegen widerstehen Oberschenkel und Po auch hartnäckig jeder Hungerkur. Mit gezieltem körperlichem Training aber können Sie diese Körperbereiche in Form halten.

Diese meist unterschätzten oder sogar unbekannten Aufgaben kann die Muskulatur aber nur erfüllen, wenn sie auch arbeiten muss. Nach der neusten DKV-Studie von 2023 sitzen jedoch 62 Prozent der Deutschen mindestens acht Stunden am Tag – darunter am meisten die jungen (18–29 Jahre) und mittelalten Erwachsenen (30–45 Jahre) mit rund 10 Stunden –, sodass Bewegung in ihrem Leben kaum stattfindet.

Ist das bei Ihnen auch so? Ich hoffe, nicht, denn dann verkümmern die Muskeln und können ihre Aufgaben nur noch stark eingeschränkt erfüllen. Eine fitte Muskulatur ist also unverzichtbar für eine gute Gesundheit – und die Grundlage für fitte Muskeln ist gezieltes Training!

Training – besser als jedes Medikament

Wenn Sie körperlich regelmäßig aktiv sind und Sport treiben, beeinflussen Sie alle Organe und Funktionen Ihres Körpers positiv:

Sie stärken das **Herz-Kreislauf-System**: Die Durchblutung wird angekurbelt, das Blut fließt schneller durch den Organismus und versorgt alle Zellen besser mit Nährstoffen und Sauerstoff. Gleichzeitig nimmt es Schadstoffe und Abfallprodukte des Stoffwechsels mit und transportiert sie ab, sodass sie sich nicht anlagern können.

Sie sorgen für **neue Blutgefäße**: Damit der Organismus bei Bewegung gut versorgt werden kann, bildet er neue kleine Blutgefäße. Durch diese sogenannten Kapillaren kommt das Blut überall gut hin – auch wenn Sie schlafen oder ruhen.

Ihre **Endothelfunktionen** werden verbessert: Die innere Auskleidung Ihrer Blutgefäße, das Endothel, sorgt für die Fließfähigkeit des Bluts, reguliert den Blutdruck und den Stoffaustausch zwischen Blutgefäßen und Gewebe. Bewegung fördert dies.

Sie optimieren Ihren **Stoffwechsel**: Von den Zellen über die Organe bis hin zum Gehirn – alle Bereiche des Stoffwechsels profitieren von körperlicher Aktivität (dazu später, ab Seite 21, mehr).

Ihr **Gehirn** arbeitet besser: Die stärkere Durchblutung versorgt zum einen Ihr Gehirn mit mehr Sauerstoff. Zum anderen transportiert sie auch die Neurotransmitter schneller zum Gehirn, die Signale vom Nervensystem weiterleiten. Das bedeutet für Sie: größere Aufmerksamkeit und bessere Konzentration. Auch das Kreativitätshormon ACTH wird vermehrt ausgeschüttet. Regelmäßige Bewegung regt die Bildung neuer Nervenzellen und Synapsen (Kontakte zwischen Nervenzellen) an und lässt sogar die graue Substanz unseres Gehirns wachsen. Bei der Prävention von Alzheimer und Demenz hat sich körperliche Aktivität in vielen Studien als bestes Mittel herausgestellt.

Sie stärken Ihr **Immunsystem**: Wenn Sie sich bewegen, bildet Ihre Immunabwehr mehr Immunzellen, und die Lymphe, das Entgiftungssystem Ihres Körpers, transportiert Schadstoffe besser ab.

Sie bauen **Stress** ab: Stresshormone bauen sich am besten durch Bewegung ab. Gleichzeitig werden Glückshormone ausgeschüttet. Beides wirkt positiv auf Ihre Psyche und hilft sogar gegen Depressionen.

Sie fördern mit Bewegung Ihre **Selbstständigkeit im Alter**: Ihre Muskeln, Knochen, Knorpel und alle bindegewebigen Systeme profitieren von einer Aktivierung und bleiben bis ins hohe Alter leistungsfähig.

Gezielt gegen Krankheiten

Training wirkt nicht nur positiv auf Ihre allgemeine Konstitution, sondern auch direkt gegen Krankheiten. Das zeigen zahlreiche Studien. Zum Beispiel profitieren Patienten mit Diabetes mellitus Typ 1 und 2 sehr stark von Bewegung, weil zum einen die Insulinresistenz abnimmt und zum anderen deutlich weniger Medikamente oder zum anderen Insulin benötigt werden. Dadurch verringert sich parallel das Risiko für einen frühen Tod um bis zu 40 Prozent!

Bei der koronaren Herzkrankheit führt körperliche Aktivität zu einer Senkung der Sterblichkeit um bis zu 40 Prozent. Auch der arterielle Blutdruck wird reduziert, und zwar in seinen systolischen Werten im Mittel 5 bis 10 mmHg (Millimeter Quecksilbersäule). Am intensivsten blutdrucksenkend wirkt eine Kombination von Kraft- und Ausdauertraining. Körperliche Aktivität verbessert deutlich die Durchblutung in sämtlichen Organen und Muskeln, und selbst eine schon fortgeschrittene Insuffizienz des Herzmuskels stabilisiert oder verbessert sich.

Wie groß das Spektrum der Krankheiten ist, bei denen Bewegung nachweislich hilft, zeigt die Übersicht. Falls Sie bis jetzt kaum körperlich aktiv waren, lassen Sie sich von dieser breiten Wirkung einer leistungsfähigen Muskulatur motivieren: Legen Sie in puncto Bewegung eine Schippe drauf und trainieren Sie gezielt Ihre Muskeln, denn es lohnt sich!

INFO

Mit Sport wieder gesund

Bei folgenden Krankheiten ist die Wirksamkeit von Sport sehr gut oder gut wissenschaftlich nachgewiesen:

Bluthochdruck (Senkung um 5 bis 10 mmHG)
COPD (Chronisch obstruktive Lungenerkrankung)
Diabetes mellitus Typ 1 und Typ 2
Fatigue-Syndrom
Fibromyalgie
Gestörte kognitive Funktion
Herzinsuffizienz
Koronare Herzkrankheit
Krebs (Dickdarm, Brust, Prostata)
Metabolisches Syndrom
Neurologische Erkrankungen (Parkinson)
Osteoporose (Knochenschwund)
Periphere arterielle Verschlusskrankheit
Sturzneigung
andere Lungenkrankheiten
Depressionen
Prostatakrebs

Quelle: Prof. Herbert Löllgen, 2018.

Myokine –
Ihre körpereigene Apotheke

Warum Sport bei so vielen Krankheiten so positive Effekte hat, haben sich Mediziner und Forscherinnen lange gefragt. Bis 2007 wusste man das aus Erfahrung, konnte dieses Phänomen aber nicht erklären. Als die dänische Zellbiologin Prof. Bente Klarlund Pedersen 2007 entdeckte, dass Muskeln bei Bewegung Botenstoffe ausschütten, schrieb sie Wissenschaftsgeschichte. Pedersen zeigte, dass die Muskulatur wie eine Drüse (ein endokrines Organ) hormonähnliche Botenstoffe ausschüttet, und nannte diese Substanzen Myokine. Der Name setzt sich aus den griechischen Begriffen »mys« für Muskel und »kinema« für Bewegung zusammen: Das Besondere an den Stoffen ist nämlich, dass sie fast ausschließlich bei Bewegung ausgeschüttet werden und erst dann im Körper Veränderungen bewirken und sehr viele Vorgänge im Stoffwechsel beeinflussen. Dabei steht die Forschung immer noch am Anfang: Von den bisher vermuteten etwa 3000 Myokinen sind nur rund 600 bekannt, und davon ist bis heute nur ein kleiner Teil detaillierter untersucht.

Da unsere Skelettmuskulatur einen großen Anteil an unserer Körperzusammensetzung hat – je nach Geschlecht und Fitnessgrad zwischen 20 und 60 Prozent –, nenne ich sie auch gern das größte Organ des menschlichen Körpers. In diesem Zusammenhang gilt eine ganz einfache Rechnung:

Je mehr Muskelmasse Sie haben, desto mehr Botenstoffe werden bei Bewegung ausgeschüttet.

Es ist noch nicht ganz geklärt, aber vermutlich werden bei Ausdauersportarten andere Myokine ausgeschüttet als beim Krafttraining. Wenn Sie also möglichst umfangreich von diesen Heilstoffen der Natur profitieren wollen, sollten Sie auf beide Arten des Trainings setzen.

Damit Sie einen Eindruck davon bekommen, wie vielfältig Myokine wirken, habe ich einige ausgewählt, die bereits gut untersucht sind:

- **ANGPTL 4** wirkt in den Skelettmuskeln. Es verhindert lokale Überfettung und beschleunigt den Fetttransport in die Muskelzellen. Dort wird das Fett als Energie genutzt.
- **BDNF** verbessert die Gehirnfunktion und auch die sogenannte Beta-Oxidation in den Skelettmuskeln.
- **CNTF** hemmt in den Knochen die Osteoklasten, also die abbauenden Knochenzellen, und stärkt damit die Knochensubstanz.
- **FGF 21** verbessert die Glukoseaufnahme im weißen Fettgewebe. (Glukose ist ein einfaches Kohlenhydrat und unsere wichtigste Energiequelle, siehe Seite 155.) Es reguliert die Insulinausschüttung und fördert die Fettoxidation.
- **FNDC5** fördert den Knochen- und Knorpelstoffwechsel.
- **FSTL-1** hat herzschützende Effekte und fördert das Wachstum der Skelettmuskeln.
- **IL-6** verbessert die Glukoseaufnahme und Fettoxidation der Skelettmuskeln. Außerdem fördert es in der Bauchspeicheldrüse die GLP-1-Sekretion.
- **IL-8** fördert durch Ausschüttung von VEGF die Bildung von Blutgefäßen und die Kapillarisierung in den Skelettmuskeln.

- **IL-13** verbessert den Glukosestoffwechsel in den Skelettmuskeln. Es schont die Leber bei der Glukosebereitstellung und verbessert die Glukoseaufnahme dort.
- **IL-15** unterstützt den Aufbau von Muskelmasse und fördert im braunen Fettgewebe die Thermogenese und Fettoxidation.
- **Irisin** optimiert in den Skelettmuskeln die Energieausbeute und den oxidativen Stoffwechsel. Im Gehirn fördert es die Produktion von BDNF für Gedächtnis und Lernprozesse. Im weißen Fettgewebe steigert es mit den Myokinen BAIBA und Metrnl die Thermogenese und die Umwandlung des weißen und braunen Fettgewebes.
- **MSTN** hemmt in den Skelettmuskeln die negativen Einflüsse auf die Muskelmasse.
- **Myonectin** reduziert die Gefahr der Schädigung des Herzmuskels und in der Leber die Überlastung durch Fettspeicherung.
- **OSM** hemmt in der Brustdrüse das Wachstum von Mammakarzinomzellen.
- **SPARC** hemmt im Gastrointestinaltrakt die Entwicklung von Tumoren.

Diese kleine Auswahl an Myokinen vermittelt Ihnen eine Ahnung, was Sie mit körperlichem Training alles bewirken können. Bisher sucht die Pharmaindustrie vergeblich nach Medikamenten, die ähnlich gut helfen wie Bewegung. Setzen Sie also auf Sport und Muskelarbeit, um Ihre körpereigenen Arzneien selbst »herzustellen«. Dabei genießen Sie einen weiteren Vorteil: Myokine sind im Unterschied zu Medikamenten frei von unangenehmen Nebenwirkungen!

Muskulatur – Motor des Stoffwechsels

Ein funktionierender Stoffwechsel, auch Metabolismus genannt, ist der Garant für Ihre Gesundheit. Unendlich viele biochemische Vorgänge laufen rund um die Uhr im Körper ab, greifen ineinander und bedingen einander – und ermöglichen jeden Tag aufs Neue unser Leben, wie unterschiedlich es im Einzelfall auch sein mag. Unser Organismus ist eine biologische Chemiefabrik, in der ständig Stoffe von einem Milieu in ein anderes wechseln.

Wenn Sie ein Schälchen Beeren essen, werden diese zerkleinert, umgearbeitet in Vitalstoffe und über das Blut dorthin gebracht, wo Ihr Körper sie braucht. Er macht daraus Energie, neue Zellen, Hormone und alles, woraus Sie sonst noch bestehen. Er repariert und erneuert dort, wo es nötig ist. Der Metabolismus umfasst also die chemische Umwandlung von Stoffen, ihre Aufnahme in den Körper, ihren Transport sowie den Abtransport von Abfallstoffen. Läuft der Stoffwechsel wirklich rund, halten sich die Auf- und Abbauprozesse im Körper die Waage, und Sie werden »störungsfrei«, also gesund, alt. – Leider bringen die meisten Menschen ihren Stoffwechsel durch ihren Lebensstil aus dem Takt, und dabei spielen Muskeln und Bewegung eine wichtige Rolle.

In jeder Muskelzelle nämlich verbrennt Ihr Organismus Zucker und Fette und stellt daraus in einem komplexen Vorgang ATP her, Adenosintriphosphat – die Energie, ohne die Sie nicht leben können. Die Minikraftwerke der Zelle, die sogenannten Mitochondrien, produzieren je nach Körpergewicht täglich etwa 40 bis 70 Kilogramm ATP! Daher ist die Muskulatur Ihr größtes und wichtigstes Stoffwechselorgan.

Tatsächlich verschlechtert sich der Stoffwechsel bei den meisten Menschen, weil sich durch zu wenig körperliche Aktivität die Muskelmasse abbaut und durch Fettmasse ersetzt. Metabolisch bedeutsam sind aber die aktiven Körperzellen – und das sind die Muskelzellen. Nur sie sind schließlich dafür verantwortlich, dass alle Gewebe, Knorpel und Knochen ernährt und entgiftet werden. Nur wenn sie arbeiten, gelangen mit dem arteriellen Blut Sauerstoff und Nährstoffe in alle Zellen und werden die Abfallprodukte des Stoffwechsels mit dem venösen Blut aus den Zellen wegtransportiert, sodass sie sich nicht ansammeln und die Zellfunktionen behindern können.

Use it or lose it

Die Weltgesundheitsorganisation (WHO) empfiehlt seit 2021 als Minimum an Bewegung pro Woche fünf Einheiten à 30 Minuten bei moderater Belastung, also insgesamt nur 150 Minuten. Moderat, also mäßig, bedeutet: Sie sollen sich etwas anstrengen und durchaus dabei leicht schwitzen, aber sich nicht körperlich verausgaben. Ich umschreibe es mit dem Motto: Laufen, ohne zu schnaufen. Bei intensiver Bewegung reiche laut WHO auch die Hälfte der Zeit. Für einen gesundheitlichen Effekt jedoch rät die WHO zur doppelten Zeit, also 300 Minuten bei mäßiger oder 150 Mi-

Muskeln als Gewichtsmanager

Wenn wir viel Energie verbrauchen wie beim Sport, passt sich der Körper an und bildet mehr Mitochondrien. So haben Durchschnittsbürger rund 1000 Mitochondrien in einer Muskelzelle, Ausdauersportler dagegen bis zu 2000 – ein wichtiger Aspekt, falls Sie nicht zunehmen oder sogar abnehmen wollen. Wer viel sitzt, hat weniger Mitochondrien und verbraucht entsprechend weniger Energie als jemand, der sich viel bewegt. Deswegen sollten Sie zum Abnehmen zum einen durch Krafttraining Muskelmasse aufbauen und zum anderen Ihre Ausdauer verbessern, damit sich in den Muskelzellen mehr Mitochondrien bilden. Selbst wenn Sie Ihr Gewicht dabei nicht verändern sollten, werden Sie mit strafferen Muskeln besser aussehen und sich besser fühlen.

nuten bei intensiver Belastung. An zwei Tagen pro Woche solle man außerdem zusätzlich die großen Muskelgruppen Beine, Bauch, Rücken, Brust, Arme und Schultern trainieren.

Natürlich darf es auch sehr gern mehr Bewegung sein, aber bitte nur in Ausnahmefällen weniger, zum Beispiel, wenn Sie krank sind. Sobald Sie Ihre Muskeln länger nicht benutzen, geht Ihr Organismus nämlich sehr pragmatisch damit um: Er baut sie ab! Schließlich müssen auch Muskelzellen versorgt werden, die nicht zum Einsatz kommen. Die Natur hat unseren Körper aber sehr ökonomisch konstruiert und duldet dabei keine Verschwendung, also: Was

Keine Ausreden!

Jedes Jahr aufs Neue nehmen sich Anfang Januar viele Menschen vor, sich mehr zu bewegen, und melden sich sogar im Fitnessstudio an. Aber schon kurz danach finden sie reichlich Ausflüchte, warum es heute gerade nicht passt mit der Bewegung. Schauen Sie, ob Ihre Ausreden dabei sind:

Ich habe keine Zeit: Stimmt das wirklich? Überprüfen Sie zum Beispiel, ab wann und wie lange Sie vorm Fernseher sitzen oder sich auf dem Tablet durch Social Media scrollen. Sind die Inhalte dort wichtiger als Ihr Wohlbefinden?

Ich bin zu beschäftigt: Mit körperlicher Aktivität fördern Sie Ihre Lern- und Denkfähigkeit sowie Ihr Gedächtnis und dadurch Ihre Produktivität. Sie sind dann vielleicht mit der Arbeit sogar schneller fertig. Mit zu wenig Bewegung erreichen Sie genau das Gegenteil.

Ich bin zu müde: Sitzen und Liegen verstärken die Müdigkeit. Studien zeigen, dass Bewegung die Energie erhöht und das Gefühl von Müdigkeit senkt. Außerdem fördert sie guten Schlaf, die beste Waffe gegen Müdigkeit.

Ich bin krank: Bei akuten Entzündungen sollten Sie tatsächlich keinen anstrengenden Sport treiben, aber ein Spaziergang an der frischen Luft tut dann oft gut. Ansonsten ist Bewegung eine gute Hilfe bei vielen Krankheiten. Sie muss natürlich zur Erkrankung passen.

Ich will mich nicht verletzen: Bei Angst vor Verletzungen suchen Sie sich Aktivitäten mit geringem Risiko wie Spaziergänge oder Gartenarbeit.

Meine Familie nimmt mich zu sehr in Anspruch: Es gibt viele Aktivitäten, die Sie mit der ganzen Familie unternehmen können. Das macht Spaß, und Sie erfüllen Ihre Vorbildfunktion gegenüber Ihren Kindern. Gerade Kinder brauchen viel Bewegung.

nicht gebraucht wird, kann weg! Das Muskeleiweiß wird langsam, aber sicher abgebaut, schließlich ist Eiweiß ein wertvoller Baustoff, der auch woanders eingesetzt werden kann. Es kommt zum Muskelschwund, zur sogenannten Muskelatrophie.

Das haben Sie vielleicht selbst schon einmal an sich festgestellt, wenn Sie einige Tage bettlägerig waren. Erinnern Sie sich, wie schwer es Ihnen danach gefallen ist, wieder »in die Gänge« zu kommen? Dass manche Bewegungen wie das Bücken anstrengender waren und sich nicht mehr rund anfühlten? Das sind bereits die Anzeichen für den beginnenden Muskelabbau.

Das ist aber noch nicht alles: Durch den Abbau des Muskeleiweißes entsteht freier Raum, den der Organismus nutzt, um dort Energie in Form von Fett zu lagern. Aus Muskeln werden Fettdepots: Das sieht nicht nur unschön aus – denken Sie nur an die »Winkearme« bei Frauen und den Bierbauch bei Männern –, sondern bringt auch den Stoffwechsel aus dem Gleichgewicht.

Muskelabbau bedeutet am Ende immer, dass mit den

Muskelzellen die Myokinausschüttung, all die beschriebenen positiven Wirkungen auf den Stoffwechsel und eben auch das allgemeine Wohlbefinden weniger werden. Das wollen Sie sicher nicht, denn dann würden Sie dieses Buch nicht lesen.

Aber Sie haben das Schicksal Ihrer Muskeln selbst in der Hand: Zum Glück können wir Muskeln in jedem Alter wieder aufbauen. Selbst noch mit 80 Jahren und später. Dazu gibt es eindrucksvolle Studien mit Bewohnern von Altenheimen, die nach einem halben Jahr Muskeltraining wieder so fit waren, dass sie ausziehen und wieder selbstständig leben konnten. Fitte Muskeln bringen in jeder Altersklasse ein Plus an Lebensqualität und sind gerade in höherem Alter eine wichtige Basis für ein möglichst selbstständiges Leben.

Übrigens spreche ich aus eigener Erfahrung: Mein ganzes Leben lang treibe ich Sport. Fast jeden Tag jogge ich eine Stunde und hänge seit Mitte 50 auch immer einige Kraftübungen an, um meine Muskulatur zu erhalten. Das klappt trotz meines ausgefüllten Alltags und Terminkalenders. Deswegen kann ich aus eigener Erfahrung sagen, dass alles, was ich Ihnen in diesem Buch empfehle, machbar ist. Ich praktiziere es wirklich selbst so.

Test: Wie fit sind Sie?

Mit dem folgenden einfachen Test, den der Deutsche Leichtathletikverband (DLV) entwickelt hat, können Sie herausfinden, wie es aktuell um Ihre körperliche Fitness steht. Sie brauchen dafür eine Stoppuhr oder die entsprechende App auf dem Handy, einen Stuhl, einen Zollstock und eine Treppenstufe.

Bevor Sie beginnen: Wärmen Sie sich 10 Minuten auf, indem Sie beispielsweise auf der Stelle laufen.

Kraft

Setzen Sie sich aufrecht auf einen Stuhl, ohne sich anzulehnen. Die Füße stehen schulterbreit auseinander, legen Sie die Hände jeweils auf die Schulter gegenüber.

Wie oft können Sie in einer Minute aufstehen (Ihr Körper muss gerade sein) und sich wieder hinsetzen (Ihr Gesäß muss die Sitzfläche berühren)?

MÄNNER	Sehr schwach	Eher schwach	Durchschnitt	Gut	Sehr gut
40 bis 44	25	37	45	51	68
45 bis 49	25	35	44	52	70
50 bis 54	24	35	42	53	67
55 bis 59	22	33	41	48	63

FRAUEN	Sehr schwach	Eher schwach	Durchschnitt	Gut	Sehr gut
40 bis 44	26	35	41	47	58
45 bis 49	25	35	41	50	63
50 bis 54	23	33	39	47	60
55 bis 59	21	30	36	43	61

Kraftausdauer

Legen Sie sich mit aufgestellten Beinen auf eine Unterlage, die Füße flach und schulterbreit auf dem Boden. Die Hände liegen entspannt auf den Oberschenkeln.

Drücken Sie sich mithilfe Ihrer Bauchmuskeln möglichst weit nach oben, aber nicht bis ins Sitzen. Wie oft schaffen Sie das in einer Minute?

MÄNNER	36 bis 45	46 bis 55	> 56
Sehr gut	> 41	> 35	> 31
Gut	35–41	29–35	25–31
Überdurch-schnittlich	30–34	25–28	21–24
Durch-schnittlich	27–29	22–24	17–20
Unterdurch-schnittlich	23–26	18–21	13–16
Schlecht	17–22	13–17	9–12
Sehr schlecht	< 17	< 13	< 9

FRAUEN	36 bis 45	46 bis 55	> 56
Sehr gut	> 33	> 27	> 24
Gut	27–33	22–27	18–24
Überdurch-schnittlich	23–26	18–21	13–17
Durch-schnittlich	19–22	14–17	10–12
Unterdurch-schnittlich	15–18	10–13	7–9
Schlecht	7–14	5–9	3–6
Sehr schlecht	< 7	< 5	< 3

Beweglichkeit

Sie stehen aufrecht mit geschlossenen Beinen und halten den Zollstock so in der Hand, dass sein Ende mit der Null senkrecht auf dem Boden steht.

Beugen Sie sich nun im Rücken möglichst weit nach unten und versuchen Sie, mit den Fingerspitzen den Boden zu berühren. Wenn das klappt: Sehr gut! Wenn nicht, lesen Sie Ihre Entfernung bis zum Boden am Zollstock ab:

- von 5 bis 10 cm: gut
- von 10 bis 20 cm: durchschnittlich
- von 20 bis 30 cm: unterdurchschnittlich
- mehr als 30 cm: schlecht

Gleichgewicht

Sie stehen barfuß auf einem Bein. Schaffen Sie das 45 Sekunden, ohne den angehobenen Fuß am Standbein abzustützen oder auf der Erde aufzusetzen?

Wiederholen Sie das Ganze mit geschlossenen Augen.

	Geöffnete Augen	Geschlossene Augen
Sehr gut	35–45 Sekunden	>10 Sekunden
Gut	20–34 Sekunden	6–9 Sekunden
Mittel	10–19 Sekunden	3–5 Sekunden
Schwach	< 9 Sekunden	< 2 Sekunden

Ausdauer

Messen Sie zunächst Ihren Puls oder, wenn Sie eine entsprechende Fitnessuhr haben, Ihre Herzfrequenz in Ruhe (RP) und notieren Sie diese.

Stellen Sie sich vor eine Stufe. Setzen Sie erst den rechten Fuß darauf, dann den linken und dann beide nacheinander wieder runter. Wiederholen Sie das 90 Sekunden lang zügig, aber in gleichmäßigem Tempo. Danach wechseln Sie den Fuß, steigen also erst mit dem linken und dann mit dem rechten hoch und nacheinander wieder runter, auch 90 Sekunden lang. Innerhalb dieser drei Minuten sollten Sie etwa 120 Stepps machen.

Jetzt messen Sie direkt nach der Belastung (BP) und noch einmal nach einer Minute (Erholungsherzfrequenz EP) den Puls bzw. die Herzfrequenz. Geben Sie dann alle Werte in diese Formel ein:

Leistungsindex (RP + BP + EP – 200) / 10

MÄNNER	40–49 Jahre	>50 Jahre
Sehr gut	< 9	< 9
Gut	9–11	9–11
Mittel	12–14	12–13
Schwach	15–16	14–16
Sehr schwach	> 16	> 16

FRAUEN	40–49 Jahre	> 50 Jahre
Sehr gut	< 10	< 9
Gut	10–12	9–12
Mittel	13–14	13–14
Schwach	15–16	15–16
Sehr schwach	> 16	> 16

Wie erging es Ihnen mit dem Test? Sind Sie zufrieden, oder haben Sie Schwächen bei sich entdeckt? Wenn Sie meine Empfehlungen nach und nach in Ihren Alltag integrieren, werden Sie bald merken, dass Sie im Test besser abschneiden werden. Wiederholen Sie ihn daher ruhig alle sechs Wochen und vergleichen Sie Ihre alten und neuen Ergebnisse.

Bewegung, körperliche Aktivität, Training – was ist was?

Bevor ich mit Ihnen in die Praxis einsteige, müssen wir noch klären, was ich mit Bewegung, körperlicher Aktivität und Training meine. Sie bewegen sich schließlich auch, wenn Sie beim Essen den Löffel zum Mund führen, wenn Sie mit Ihren Fingern auf der Tastatur tippen, wenn Sie Ihre Katze streicheln oder sich vom Stuhl aufs Sofa begeben. Um diese Formen der Bewegung und diese weit gefasste Begrifflichkeit geht es mir nicht!

Es geht um alle körperlichen Aktivitäten, bei denen Ihr Energieverbrauch steigt und Ihr Stoffwechsel angeregt wird. Die Bewegung muss dafür eine gewisse Intensität haben. Körperliche Aktivität, die systematisch und geplant stattfindet, nennen wir Training. Es verfolgt bestimmte Ziele. Sowohl für die Intensität als auch für die Trainingsziele bildet immer der individuelle körperliche Zustand die Grundlage. Das bedeutet für Sie:

Jede der folgenden neun Regeln müssen Sie an Ihre persönliche Situation anpassen.

Wenn Sie beispielsweise einen Hund besitzen und mit ihm täglich zwei Stunden unterwegs sind, werden Sie über die Empfehlung lächeln, jeden Tag 30 Minuten spazieren zu gehen. Für Sie wäre dann eine gesundheitsförderliche Steigerung mit mehr Intensität das moderate Joggen. Für jemanden mit starkem Übergewicht, der sich bisher so gut wie gar nicht bewegt hat, sind 30 Minuten aber bereits ein Trainingsziel, denn ihn strengen schon 15 oder 20 Minuten an, und er schafft die halbe Stunde vielleicht nur mit Mühe oder anfangs sogar gar nicht.

Ähnliches gilt auch, wenn Sie schon Sport treiben und sich recht fit fühlen. Sie müssen von Ihrem individuellen Fitnesszustand ausgehen und Ihre Trainingsziele entsprechend setzen, um besser zu werden. Solange sich Ihr Training im breitensportlichen Bereich bewegt, sollten Sie nicht nur eine Verbesserung Ihrer Technik und Ihrer spezifischen Leistungsfähigkeit im Auge haben. Achten Sie auch darauf, Ihre Gesundheit und Leistungsfähigkeit ganzheitlich zu erhalten oder zu steigern. Beim Tennis zum Beispiel werden der Muskelaufbau und -erhalt im Unterkörper automatisch mittrainiert, aber im Oberkörper nur bedingt. Es ist also sinnvoll, dem Oberkörper ein paar extra Übungen zukommen zu lassen. Oder: Wer regelmäßig Gymnastik macht und damit seine Muskeln gut in Schuss hat, sollte auch etwas für eine gute Ausdauer und damit seine Herz-Kreislauf-Funktion tun.

Leistungssport – eher ungesund

Höchstleistungen, wie sie auf Europa-, Weltmeisterschaften und Olympischen Spielen zu sehen sind, zeigen immer wieder eindrucksvoll, was der menschliche Körper schaffen kann. Dazu sind ausgeklügelte Trainingspläne nötig, die nicht nur die Art und Intensität der Belastung umfassen, sondern auch genaue Pläne für die Ernährung, die Entspannung und Regeneration. Für solche Spitzenleistungen wird jedoch auch sehr oft in Kauf genommen, dass einzelne Organe oder Strukturen des Körpers über- oder unterfordert werden. Das ist definitiv nicht gesund.

Es geht mir in diesem Buch also darum, dass Sie Ihre Gesundheit ganzheitlich erhalten oder verbessern. Das schaffen Sie mit meinen neun Regeln:

- Bewegen Sie Ihre Muskeln im Alltag täglich.
- Trainieren Sie Ihre Muskeln richtig.
- Sorgen Sie für mehr Mitochondrien durch Ausdauertraining.
- Ihre Muskeln brauchen Pausen.
- Halten Sie Ihre Faszien geschmeidig.
- Lockern, dehnen und entspannen Sie Ihre Muskulatur.

- Setzen Sie im Alter auf mehr Muskeltraining.
- Versorgen Sie Ihre Muskeln mit hochwertigen Nährstoffen und genügend Proteinen.
- Trinken Sie genug Wasser.

Wie das praktisch funktioniert, zeigt Ihnen die Bewegungspyramide rechts auf einen Blick und ich erläutere es Ihnen in den nächsten Kapiteln im Detail.

Bewegungs- und Trainingspyramide

Selten
Sitzende Tätigkeiten (> 1 Stunde) Computerspiele, Fernsehen, Internetsurfen

2- bis 3-mal pro Woche
Aktiv sein mit Freunden/Familie, Freizeitaktivitäten, Klettern, Bergsteigen, Mountainbiken, Pilates, Turnen, Gymnastik, Yoga, Tai Chi

2- bis 5-mal pro Woche
Sport, der Atem und Herzfrequenz steigert: Ausdauersport (mindestens 30, besser 45 bis 60 Minuten; Jogging, Walking, Radfahren, Schwimmen, Wandern, Tanzen), Sportspiele (Fußball, Basketball), Entspannung, Regeneration (mindestens 20 Minuten)

Die tägliche Basis (mind. 30 Minuten täglich)
Körperliche Aktivität mit moderater Belastung, möglichst viele Wege zu Fuß, 5 bis 7 Treppen steigen (pro Woche mindestens 40 Etagen), Fahrrad statt Auto oder Bus, Spaziergang oder Spielplatz statt Fernseher, eine Station früher aus Bus oder U-Bahn aussteigen und zu Fuß nach Hause gehen, im Haushalt und Garten arbeiten, mit den Kindern spielen.

1. REGEL: BEWEGEN SIE IHRE MUSKELN IM ALLTAG TÄGLICH

Damit Ihre Muskeln nicht verkleben und Ihr Stoffwechsel nicht ins Koma fällt, lege ich Ihnen nachdrücklich tägliche körperliche Aktivität ans Herz. Mindestens 30 Minuten sollten es schon sein, und damit liegt meine Minimalempfehlung etwas über jener der WHO, die das nur an fünf Tagen rät. Es darf natürlich auch gern länger sein. Hier gilt bei den gemäßigten Belastungen: Mehr hilft mehr.

Aber bitte nicht übertreiben! Am Ende zählt: Sie sollten sich bei Ihren körperlichen Aktivitäten immer gut fühlen. Nur dann nämlich können sie zu einem festen Bestandteil Ihres Lebens werden.

Wenn ich von Bewegung im Alltag rede, meine ich nicht die gezielten Kraft- und Ausdauereinheiten, die Sie auch unbedingt für Ihre Gesundheit brauchen und auf die ich in der 2. und 3. Regel eingehe. Gemeint sind kürzere Bewegungen, mit denen Sie Ihren sitzenden Alltag unterbrechen.

TIPP

Hören Sie auf Ihren Körper!

Ist Ihnen heute nicht nach Training oder läuft es ziemlich schlecht? Dann sollten Sie unbedingt tief in sich hineinspüren. Fühlen Sie sich erschöpft? In diesem Fall verzichten Sie einmal auf die Bewegungseinheit oder wählen ein deutlich niedrigeres Niveau. Auch wenn Sie eine Infektion haben, sollten Sie nicht trainieren, besonders bei Fieber. In mehr als zwei Drittel aller Fälle geht einer entzündlichen Erkrankung des Herzmuskels (Myokarditis) ein grippaler Infekt der oberen Atemwege voraus.

Weniger Sitzen ist mehr

Das dauerhafte Sitzen am Schreibtisch, in der Schule und Uni, im Auto, aber vor allem auch zu Hause mit den verschiedenen Formen von Unterhaltungselektronik führt dazu, dass Ihr Stoffwechsel seine Arbeit stark zurückfährt. Tatsächlich gilt es als genauso gefährlich wie Rauchen oder Bluthochdruck: Wer regelmäßig acht Stunden fast ohne Unterbrechung sitzt, hat ein um 80 Prozent höheres Sterberisiko als Gleichaltrige, die sich zwischendurch öfter mal bewegen. Um die negativen Folgen von acht Stunden Sitzen auszugleichen, sind laut *Journal of the American College of Cardiology* mindestens fünf Stunden Bewegung pro Woche nötig – das entspricht der höheren WHO-Empfehlung! Stehen statt sitzen verbesserte das Risiko für

Herz-Kreislauf-Erkrankungen übrigens nicht! (Allerdings wird dadurch die Rückenmuskulatur entlastet.)

Ein sicheres Zeichen dafür, dass Sie zu lange unbewegt gesessen haben, ist ein Zwicken oder Ziepen beim Aufstehen. Dann haben sich Ihre Faszien, also die Muskelhüllen (siehe Seite 118), durch die Bewegungslosigkeit verklebt und protestieren beim Hochkommen, weil sie auseinandergerissen werden.

Doch das muss nicht sein. Recken und rekeln Sie sich immer mal wieder auf Ihrem Stuhl und wechseln Sie häufig die Sitzposition. Kreisen Sie die Füße, heben und senken Sie die Beine. Stellen Sie Drucker und Telefon weiter weg, damit Sie sich dorthin strecken oder sogar aufstehen müssen. Nutzen Sie jede Gelegenheit, einige Schritte oder noch besser eine Treppe zu gehen. Streichen Sie das Lift- und Rolltreppefahren.

Über all das freut sich auch Ihr Rücken, denn **die Rückenschmerzen von Vielsitzern gehen zu 95 Prozent auf die Unbeweglichkeit zurück**. Den daraus entstehenden Verspannungen begegnen Sie am besten durch körperliche Aktivität, auf keinen Fall mit Schonung, wie es leider oft gemacht wird.

In der Mittagspause sitzen Sie besser nicht nur mit den Kollegen in der Kantine, sondern gehen auch eine Runde um den Block. Sie werden merken, dass frische Luft und mehr Sauerstoff im Blut Ihnen guttun und der Leistungsabfall im Mittagstief nicht ganz so schlimm ausfällt.

Auch der Weg zur Arbeit oder zum Einkaufen eignet sich hervorragend für mehr Bewegung. Nutzen Sie dafür das Fahrrad, parken Sie etwas weiter weg von Ihrem Ziel oder steigen Sie eine Haltestelle früher aus, damit Sie einen weiteren Weg zu laufen haben.

Bei vielen Alltagstätigkeiten wie Telefonieren, Kochen oder Zähneputzen können Sie auf der Stelle gehen, sich auf die Zehenspitzen stellen oder noch besser: auf ein Wackelbrett. Verabreden Sie sich zu einem Spaziergang, bevor Sie mit Freunden essen gehen. Seien Sie kreativ! Es gibt viele Möglichkeiten für Alltagsbewegungen, denn:

Jede Minute zählt.

10 000 Schritte? Es darf auch weniger sein

Apps auf dem Smartphone oder Fitnessarmbänder sagen Ihnen heutzutage ganz genau, wie viele Schritte oder Kilometer Sie gegangen sind. Aber müssen es die allseits propagierten 10 000 Schritte sein? Sie dürfen aufatmen: Nein! Tatsächlich beruht die Zahl gar nicht auf wissenschaftlichen Grundlagen, sondern auf der Werbung eines Schrittzählerherstellers von 1964: 10 000 klingt bis heute einfach rund, und mit den Jahren hat sich die Zahl als Empfehlung für die Mindestanzahl von Schritten verselbstständigt.

Für sehr viele Menschen sind 10 000 Schritte völlig realitätsfern. Sie liegen im Alltag zwischen 3000 und 7000 Schritten. Mein Vorschlag lautet daher: Erreichen Sie 2000 bis 3000 Schritte mehr, als Sie bisher gegangen sind. Das passt dann zu Ihrer persönlichen Lebenssituation, und schon davon wird Ihre Gesundheit profitieren.

Sie sind nach einem Büro- oder Familientag zu müde für einen Spaziergang? Gerade dann rate ich Ihnen, sich aufzuraffen, denn körperliche Aktivität führt nachgewiesener-

Gehen trainiert Ihr Gehirn!
Gehen regt die Bildung neuer Gehirnzellen im Hippocampus und im frontalen Kortex an, sodass sich die Lern- und Merkfähigkeit verbessert – auch im Alter! Bereits ein zehnminütiger Spaziergang trägt dazu bei, unsere Neuronen besser zu vernetzen und die Gedächtnisleistung zu erhöhen.

maßen zu mehr Energie und deutlich weniger Müdigkeit. Dabei wird das Gehirn besser durchblutet und dadurch mit mehr Sauerstoff, Energie und Nährstoffen versorgt. Gleichzeitig bauen Sie die im Tagesverlauf angesammelten Stresshormone ab. Das wiederum ist wichtig für einen guten Schlaf, in dem Ihr Organismus wirklich regenerieren kann.

Treppen halten gesund

Ja, es stimmt: Der Tipp, öfter die Treppe zu nehmen, ist ein ziemlich alter Hut. Nichtsdestotrotz hat er seine Berechtigung, und zwar aus zwei Gründen:
- Fast jeder hat zu Hause eine Treppe, und zwar eine überdachte. Schlechtes Wetter ist also keine Ausrede.
- Eine Treppe ist ein sehr effektives Fitnesstool, das ganz nebenbei funktioniert. Sie können sie aber auch gezielt für das Ausdauer- und das Muskeltraining einsetzen.

Verglichen mit Gehen oder dem leichten Joggen auf ebenem Untergrund ist Treppensteigen siebenmal anstrengender!

Sie belasten also Ihre Muskulatur entsprechend mehr mit all den positiven Effekten. Mit jeder einzelnen Stufe verbrauchen Sie durchschnittlich zwar »nur« 0,1 bis 0,15 Kilokalorien. Laut Statistik verlängert sogar jede Stufe nach oben das Leben um drei bis vier Sekunden. 40 Treppen rauf pro Woche stärken Ihr Herz-Kreislauf-System und fördern Energieverbrauch, Herzfrequenz, Sauerstoffaufnahme und Muskeln. Das konnten wir an der Deutschen Sporthochschule Köln nachweisen. Also: Holen Sie ruhig öfter Dinge einzeln aus dem Keller!

Gezieltes Training

Wenn Sie meine Ratschläge zur alltäglichen Bewegung beherzigen, haben Sie eine gute Grundlage gelegt, also die unterste Stufe der Bewegungspyramide (Seite 35) genommen. Aber das reicht längst nicht, um tatsächlich von all den positiven Wirkungen zu profitieren, die Ihre Muskulatur auslösen kann. Ihre Muskeln zusätzlich gezielt zu trainieren, und zwar sowohl Ihre Kraft als auch Ihre Ausdauer, ist unbedingt notwendig!

Dabei geht es mir keinesfalls darum, dass Sie demnächst einen Halbmarathon laufen oder Hanteln mit dicken Gewichten stemmen sollen. Ich denke an den Breitensport, an das bewusste Erleben von Bewegung und vor allem daran, dass Sie die unterschiedlichen Benefits der Aktivität für Ihre Gesundheit möglichst umfassend erreichen und dadurch auch Ihre Selbstständigkeit im Alter bewahren. Wenn Ihre Muskeln rundum fit sind, haben Sie eine zuverlässige Quelle, mit der Sie Ihre allgemeine Leistungsfähigkeit, Ihr Wohlbefinden und Ihre Lebensqualität fördern. Sport ist also kein Selbstzweck.

Nicht zu viel und nicht zu wenig

Ihre Muskeln – und auch der Rest Ihres Körpers – passen sich an die Belastungen an, die Sie ihnen zumuten oder auch nicht. Sie werden also entsprechend leistungsfähiger oder schwächer. Das heißt, dass Sie sich zwar fordern müssen, aber nicht überfordern dürfen. Die Trainingsreize müssen eine gewisse Belastung überschreiten, damit sie den Organismus anregen, neue Ressourcen zu schaffen. (Die Sportwissenschaft nennt das überschwellige Reize.) Beim Muskeltraining sind das neue oder »dickere« Muskelzellen, also mehr Muskelmasse, und beim Ausdauersport geht es um mehr Mitochondrien (siehe Seite 95), die mehr Energie produzieren können.

Überschwellige Reize setzen Sie konkret so: Fordern Sie sich bis an Ihre Leistungsgrenze, aber nicht darüber hinaus. Trainieren Sie aber härter, als es Ihr Körper aushält, oder legen Sie nicht genug Pausen für die Regeneration ein, dann schaden Sie sich! Dann war die ganze Mühe für die Katz: Ihre körperliche Leistungsfähigkeit verringert sich, und auch Ihre Gesundheit verschlechtert sich.

Egal, wie viel Sport Sie bisher getrieben haben, sowohl für Anfänger, Wiedereinsteiger und Fortgeschrittene gilt: **Sport wirkt nur, wenn Sie nach dem Prinzip Overload trainieren**. Dazu bringen Sie Ihren Körper im Training regelmäßig und gezielt bis nah an die Grenzen seiner Belastbarkeit und Leistung, aber keinesfalls darüber hinaus. Danach geben Sie ihm die Gelegenheit, die Belastung zu verarbeiten und die entstandenen kleinen Schäden zu reparieren.

Sie wollen jedoch nicht nur einen Ausgleich, eine Kompensation, erreichen und damit das Leistungsniveau stabilisieren, sondern Sie wollen mehr: die Superkompensation, also eine höhere Leistungskraft als vorher. In »Erwartung« einer erneuten hohen Belastung baut Ihr Körper nämlich mehr Ressourcen auf, als er vorher zur Verfügung hatte. Das klappt allerdings nur, wenn Sie die richtige Belastung und besonders auch die passenden Trainingsinhalte, Dosierungen sowie die korrekte Länge der Belastungspause wählen. Denn Ihre Leistungssteigerung passiert nicht während des Trainings, sondern in den Pausen. Deswegen lautet die 4. Regel: Ihre Muskeln brauchen Pausen (siehe Seite 111).

2. REGEL: TRAINIEREN SIE IHRE MUSKELN RICHTIG

Können Sie ohne Probleme einen Kasten Wasser vom Auto in Ihre Wohnung tragen oder mehrere Säcke Blumenerde? Landen Sie sanft, wenn Sie von der untersten Treppenstufe herunterspringen? Gelingen Ihnen filigrane Arbeiten wie das Einfädeln eines Fadens in ein Nadelöhr?

Die Grundlage für die Bewältigung Ihres Alltags, für all Ihre körperlichen Aktivitäten, für jegliche Art von Sport sowie für die Ausschüttung von Myokinen und einen funktionierenden Stoffwechsel, ist eine fitte Muskulatur. Dafür reichen Alltagsbewegungen und Spaziergänge leider nicht aus. Auch Ausdauertraining, auf das ich in der 3. Regel ausführlich eingehe, ist nur eine Hälfte der Medaille. Deswegen sollte Muskeltraining ganz oben auf Ihrer persönlichen Gesundheitsagenda stehen. Je älter Sie werden, desto wichtiger wird es (siehe 7. Regel, Seite 141).

Dabei geht es nicht um »dicke Muckis«, sondern um eine umfassende Förderung der Muskulatur, die verschiedene Aspekte berücksichtigt:

- **die Muskelmasse**, um die Zahl und das Volumen der aktiv arbeitenden Zellen zu erhöhen im Vergleich zu den Fettzellen (siehe Seite 47). Damit haben Sie zum einen mehr myokinproduzierende und stoffwechselanregende Zellen, und zum anderen können Sie den Wasserkasten problemlos tragen. Um das zu erreichen, müssen Sie bei Übungen bis nah an Ihre Leistungsgrenze gehen. Wenn die Muskulatur brennt, dürfen Sie aufhören.

- **die Koordination**, um die Zusammenarbeit der Muskeln bei komplexen Bewegungen zu verbessern. Gut koordinierte Muskeln ermöglichen geschmeidige sowie filigrane Bewegungen wie eine sanfte Landung nach einem Sprung, für die der Körper dann nicht viel Kraft und Energie benötigt. Im Sport verbessert eine gute Muskelkoordination auch die Leistung. Die Muskelkoordination fördern Sie mit haltenden stabilisierenden Übungen und mit Ganzkörperübungen wie Planke (Seite 78) und Schulterbrücke (Seite 72).
- **die Kraftausdauer**, um für anstrengende Belastungen die Kraft länger halten zu können. Dabei geht es darum, das energetische Potenzial Ihrer Muskeln durch eine Steigerung des Stoffwechsels und der Durchblutung in den Muskelzellen zu verbessern – damit Ihnen mehrere Säcke Blumenerde kein Problem bereiten. Das klappt nicht über Ausdauersportarten, sondern indem Sie Übungen – vor allem der Arme und Beine – mit vielen Wiederholungen durchführen. Viel heißt dabei mindestens 20.
- **die Kraftqualität**, um mehr Muskelzellen zu aktivieren. In der Regel nutzen wir nur etwa zwei Drittel unserer Muskelfasern, und zwar vor allem die kleinen roten Fasern (siehe Seite 52). Wenn Sie die ungenutzte Reserve der großen weißen Fasern auch einbeziehen können,

werden Sie kräftiger, Ihre Figur wird definierter, aber Sie sehen nicht aus wie ein Bodybuilder. Das gelingt Ihnen durch Übungen, die Ihnen schwerfallen. Davon führen Sie 6 bis 10 sehr exakte Wiederholungen aus: Es muss für Sie eine Höchstanstrengung sein.

Mit allen Übungen ab Seite 65 können Sie diese vier unterschiedlichen Anpassungen Ihrer Muskulatur erreichen. Sie müssen nur die Intensität der Belastung verändern. Sie entscheiden damit auch, welche Veränderungen und Verbesserungen Sie fördern möchten. Wenn Sie irgendwo eine ausgeprägte Schwäche haben oder sich in einem Bereich für Ihren Lieblingssport verbessern möchten, legen Sie darauf den Schwerpunkt. Für Ihre allgemeine Vitalität empfehle ich Ihnen aber: Trainieren Sie alle vier Bereiche gleichmäßig, damit Sie in allen Lebenssituationen fit sind und bleiben.

Mit Kraft, Masse und Länge vital und gesund

Muskeln müssen lang und kräftig sein. Das erreichen Sie durch ein gezieltes Training mit den passenden Reizen für die unterschiedlichen Muskelfasern. Für die Muskellänge müssen Sie Ihre Muskeln möglichst umfassend trainieren, also Agonist und Antagonist (siehe Seite 53), und regelmäßig dehnen. Letzteres wird gern vernachlässigt, dabei ist das Dehntraining immens wichtig, um die Flexibilität Ihres Körpers und den Bewegungsradius Ihrer Gelenke zu erhalten. Wenn Sie nur auf Muskelwachstum setzen, können stark ausgeprägte Muskeln die Beweglichkeit behindern. (Denken Sie nur daran, wie seltsam manche Bodybuilder gehen.) Das ist für ein umfassendes Wohlbefinden eher kontraproduktiv. Das Dehnen ist so wichtig, dass es mit der 6. Regel ein ausführliches Kapitel mit Übungen bekommen hat. In diesem Kapitel geht es vor allem um Muskelmasse und -kraft, und beides erreichen Sie über Krafttraining.

Muskelmasse – warum ist sie wichtig?

Muskelzellen sind aktive Zellen, die Ihren Stoffwechsel auf Trab halten. Sie sorgen für eine bessere Durchblutung und Versorgung aller Zellen. Außerdem schütten sie beim Sport die Heilstoffe der Muskulatur aus, die Myokine. Fettzellen nutzen diesbezüglich gar nichts. Sie sind aber leider nicht so passiv, wie man früher dachte: Tatsächlich setzt eine übermäßige Menge der gefährlichen weißen Fettzellen entzündungsfördernde Stoffe frei, die viele Krankheiten begünstigen.

Genug Muskelmasse für Ihre Gesundheit

Frauen und Männer sollten genug Muskulatur haben, damit der Stoffwechsel rundläuft und sie leistungsfähig und fit bleiben. So hoch sollte der Muskelanteil an der Körperzusammensetzung sein:

- Frauen: 30 bis 35 Prozent Muskeln
- Männer: 36 bis 40 Prozent Muskeln

Egal in welchem Alter: Diese Werte gelten ein Leben lang.

Kleiner Exkurs zum Fett

Das Fettgewebe erfüllt wichtige Funktionen im Körper: Es schützt die inneren Organe und die Knochen, es wärmt, und es dient als Energiespeicher. Es schüttet Hormone aus, die beispielsweise eine Brücke zwischen Immunsystem und Stoffwechsel bilden und auch Appetit und Gewicht regulieren. Deswegen sollten Sie keinesfalls das Körperfett durch Training weitgehend abbauen, um nur noch aus Haut und Knochen zu bestehen, wie es manche Influencenden vormachen.

Für eine ausgewogene Körperzusammensetzung sind bei Frauen etwa 25 bis 27 Prozent Fettgewebe genau richtig und bei Männern 18 bis 20 Prozent. Alles, was deutlich darüber hinausgeht, ist nicht mehr nützlich, sondern schädlich: Gerade das sogenannte viszerale weiße Fett, das Bauchfett, schüttet entzündungsfördernde Substanzen aus mit ernsten Folgen für Gefäße und Organe. Auch viele Krebserkrankungen werden dadurch gefördert.

Das Verhältnis von stoffwechselaktiver Muskelmasse zur Fettmasse, also die Körperzusammensetzung, ist ein wichtiger Schlüssel für lebenslange Gesundheit und ein gutes Wohlbefinden sowie gegen ein stetig steigendes Körpergewicht. Ein niedriger Körperfettanteil deutet in der Regel auf gute Gesundheit und einen reibungslos laufenden Stoffwechsel hin. Je größer der Fettanteil an der Gesamtkörpermasse wird, umso mehr Probleme stellen sich ein. Der Körperfettanteil ist ein sehr guter Faktor zur Risikovorhersage von Diabetes und Herz-Kreislauf-Erkrankungen.

Genug Muskelmasse ist ein Garant für eine gute Gesundheit und einen funktionierenden Stoffwechsel, weil die Muskulatur sowohl den Gesamtkalorienbedarf und besonders auch den Grundumsatz des Körpers (siehe Seite 165) bestimmt. Wissenschaftlich nachgewiesen ist längst: Je höher der Anteil der Muskelmasse ist, umso höher ist die Stoffwechselumsatzrate. Das gilt für jedes Alter. Die Krux jedoch ist: **Ab 30 baut der Organismus Muskelmasse ab, wenn Sie nichts dagegen unternehmen!** Deswegen lautet die 7. Regel: Setzen Sie im Alter auf mehr Muskeltraining (ab Seite 145).

Den altersgemäßen Abbau der Muskulatur fördern Sie noch, wenn Sie einen sitzenden Lebensstil führen. Dann folgert Ihr Organismus, dass Sie gar keine starken Muskeln brauchen, und nutzt den Raum der ungenutzten Muskelzellen als Speicher für Energie, also Fett. Was dann passiert, können Sie ahnen: Sie werden dicker und dicker und immer unbeweglicher.

Ist die weibliche Muskulatur anders?

Nein, grundsätzlich sind die Muskeln von Frauen nicht anders als die von Männern. Deswegen können im Breitensport die Trainingsempfehlungen weiterhin für beide Geschlechter gelten. Aber Frauen besitzen weniger Muskelmasse, dafür mehr Fettmasse, um genug Energie für das Aufziehen von Kindern zur Verfügung zu haben. Deswegen schneiden sie bei vielen Sportarten, wo Muskelmasse und -kraft eine Hauptrolle spielen, im direkten Vergleich schlechter ab als Männer.

Leider war es im Sport und in der Sportwissenschaft bis vor Kurzem wie in allen Naturwissenschaften: Die Forschung und die Trainingspläne orientierten sich nur an Männern. Frauen durften sogar lange nicht an Wettkämpfen teilnehmen, weil die patriarchalisch geprägte Weltsicht ihnen keine sportlichen Leistungen zutraute. Es hat sich zwar viel in diesem Bereich geändert, aber längst nicht genug: Erst seit dem Winter 2023/2024 dürfen Frauen im Skisport von der großen Schanze springen – ungeheuerlich!

Auch die Wissenschaft steigt erst langsam in das Thema ein und hat begonnen, die Auswirkungen des weiblichen Menstruationszyklus und der Wechseljahre auf die Leistung zu erforschen. Manche Leistungssportlerin nutzt die ersten Forschungsergebnisse für ihr Training.

Muskelfasern – Kraft aus der Tiefe

Im Inneren einer Muskelzelle beziehungsweise Muskelfaser – beide Begriffe stehen für dasselbe – passiert eine Menge, um Bewegung entstehen zu lassen. Ausgangspunkt sind die kleinsten Einheiten, die sogenannten Mikrofilamente Aktin und Myosin.

Wenn sie ein entsprechender Reiz über die Kontaktstelle von Nerv und Muskel erreicht, die sogenannte motorische Endplatte, gleiten diese beiden Proteine ineinander und verändern dadurch ihre Spannung und damit am Ende die

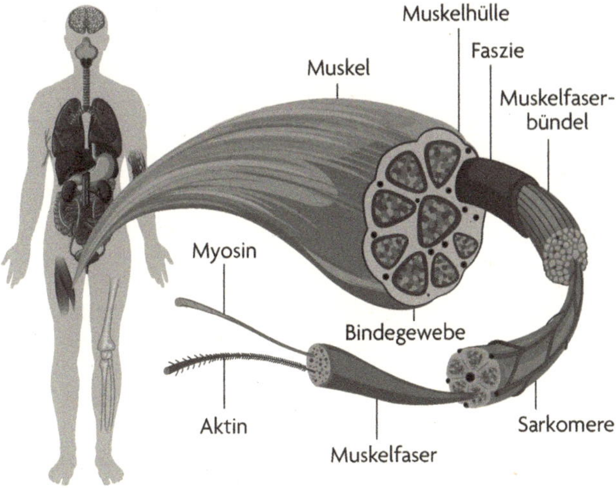

Feinstruktur des Skelettmuskels

in der Muskelfaser. Diese Spannungsveränderung passiert aber nicht nur in einem, sondern in den mehreren Hundert Aktin- und Myosinfilamenten, die zusammen ein Sarkomer bilden, das mit etwa 2,2 Mikrometern die kleinste Funktionseinheit der Muskelzelle ist. Mehrere Sarkomere bilden eine Myofibrille, und davon enthält jede Muskelfaser wiederum mehrere Hundert. Sie alle sind parallel ausgerichtet, sodass sich die Spannung in der Muskelzelle verändert. Die Muskelfasern sind ihrerseits als Bündel angeordnet, aber erst mehrere dieser Bündel bilden Ihre Muskeln. Zusammengehalten werden all diese Teile von den Faszien, feinen Häuten aus Bindegewebe (siehe 5. Regel, Seite 118).

Welche und wie viele Muskeln aktiviert werden, steuert

Ihr Nervensystem, schließlich benötigen Sie beim Schreiben ganz andere Muskelleistungen als beim Tragen von Einkäufen. Damit Sie schnell und langsam arbeiten und sowohl statische als auch dynamische Belastungen meistern können, sind nicht alle Muskelfasern gleich. Die roten und die weißen Fasern haben unterschiedliche Aufgaben, und dementsprechend müssen Sie sie im Training gezielt unterschiedlich beanspruchen.

Die roten Fasern werden auch Typ-I-Fasern oder Slow-Twitch-Fasern (ST-Fasern) genannt, weil sie sich langsam zusammenziehen. Sie sind für Ihre Ausdauer zuständig, denn sie besitzen viele Mitochondrien und viele Blutgefäße. Durch Letztere sehen sie unter dem Mikroskop rot aus. Außerdem besitzen sie Sauerstoff- und Fettspeicher, aus denen sie Energie gewinnen – das Stichwort lautet aerober Stoffwechsel. Dadurch können die ST-Fasern lange durchhalten.

Die weißen Fasern heißen auch Typ-II-Fasern oder Fast-Twitch-Fasern (FT-Fasern), weil sie sehr schnell reagieren und hohe Kräfte entwickeln können. Sie werden noch einmal in zwei Zelltypen untergliedert:

- Die Typ-IIa-Fasern ähneln mit ihren vielen Mitochondrien und ihrer guten Durchblutung ein wenig den Typ-I-Fasern, aber sie nutzen Kohlenhydrate (Glykogen) als Energiequelle. Dadurch sind sie kräftiger als Typ I und zusätzlich schnell und ausdauernd.
- Die Typ-IIx-Fasern sehen unterm Mikroskop weiß aus, weil sie kaum durchblutet sind und nur wenige Mitochondrien haben. Sie gewinnen ihre Energie deswegen aus Glukose fast ausschließlich anaerob, also ohne Sau-

erstoff. Dadurch sind sie sehr schnell und sehr kräftig, aber überhaupt nicht ausdauernd.

Jeder Muskel im Körper ist unterschiedlich aus roten und weißen Muskelfasern zusammengesetzt, abhängig von seiner Funktion. So haben die Muskeln, die für die Haltung und Stabilität des Körpers verantwortlich sind, mehr rote Muskelfasern, während die Muskeln, die für schnelle, explosive Bewegungen zuständig sind, mehr weiße Muskelfasern besitzen. Welche Fasern aktiviert werden, hängt davon ab, welche Signale Ihr Gehirn an Ihre Muskeln schickt. Wollen Sie noch schnell den Bus bekommen, müssen die FT-Fasern arbeiten. Stehen Sie an der Haltestelle und tippen oder wischen auf Ihrem Handy, sind die ST-Fasern im Einsatz.

Durch regelmäßiges Training können sich die Muskelfasern anpassen und ihre Zusammensetzung ändern. Ausdauertraining führt in der Regel zu einer Zunahme der roten Muskelfasern, während Krafttraining zu einer Zunahme der weißen Muskelfasern führt. (Für Interessierte: Die komplexen biochemischen Zusammenhänge, die zu Veränderungen der Muskulatur führen und sie steuern, habe ich ausführlich im Buch *Muskeln – die Gesundmacher* beschrieben.)

Muskeln sind Teamplayer

Damit sich Ihre Gelenke bewegen, reicht ein Muskel nicht aus, sondern es sind mindestens zwei nötig. Das offensichtlichste Beispiel dafür ist Ihre Oberarmmuskulatur: Der *M. biceps brachii* beugt das Ellbogengelenk, und der *M. triceps brachii* streckt das Ellbogengelenk. Der aktuell aktive Spieler heißt »Agonist« und sein Gegenspieler »Antagonist«. Der Antagonist muss loslassen und sich entspannen, während der Gegenspieler arbeitet, denn nur dann kann der Agonist seine Kraft bestmöglich entfalten. Beide Muskeln arbeiten mal als Agonist oder als Antagonist – je nach Bewegungsrichtung. Sie bilden also immer ein Team. Für den vollen Bewegungsumfang des Gelenks ist es wichtig, dass Sie immer beide, also das Team, gleichmäßig trainieren.

Muskeln arbeiten vielfältig

Wenn Sie Kinder auf dem Spielplatz beobachten, wird eindrucksvoll klar, wie vielfältig wir unsere Muskulatur fordern können. (Im Erwachsenenalltag wird das leider kaum sichtbar.) Damit sehr unterschiedliche Bewegungen klappen, gibt es drei unterschiedliche Formen der Muskelarbeit:

Arbeiten die Muskeln **dynamisch**, in der Sportwissenschaft **isotonisch** genannt, dann verkürzen sie sich deutlich und legen einen Weg zurück. Bei dieser Art von Arbeit gibt es zwei Arten von Muskelkontraktionen:

- **Konzentrische** Muskelarbeit: Hier überwindet der Muskel die aufgebrachte Last, wie beim Heben eines Gewichts oder beim Springen.
- **Exzentrische** Muskelarbeit: Die aufgebrachte Kraft ist größer als die Muskelspannung, und der Muskel wird während der Arbeit in die Länge gezogen. Ein Beispiel ist das Abbremsen beim Treppabgehen oder das langsame Absetzen eines Gewichts.

Bei der **isometrischen** Muskelarbeit (auch statische Muskelarbeit genannt) zieht sich der Muskel zusammen und erzeugt eine erhöhte Muskelspannung, ohne dass eine Bewegung im Gelenk stattfindet. Dies geschieht zum Beispiel, wenn wir einen Gegenstand festhalten oder gegen einen festen Widerstand wie eine Wand oder ein schweres Gewicht drücken. Mit dieser Form der Muskelarbeit können wir die höchstmögliche Kraft erreichen, weil die Muskulatur Zeit hat, Spannung aufzubauen.

Die Mischform aus isotonischer und isometrischer Muskelarbeit heißt **auxotonisch**. Sie kommt im Alltag am häufigsten vor, wenn Sie beispielsweise einen Kasten Wasser anheben (statisch) und dann ins Auto bewegen (dynamisch). Im Training kommen alle Formen vor.

Stufe für Stufe: Muskeltraining richtig aufbauen

Da wir mit zunehmendem Alter vor allem die weißen Muskelfasern verlieren, wird das Krafttraining umso wichtiger, je älter wir werden. Sie sollten es also auf keinen Fall vernachlässigen. Wenn Sie jetzt damit gezielt beginnen, dann stellen Sie zunächst Ihre großen Muskelgruppen ins Zentrum des Trainings: also Beine, Arme, Rücken, Bauch, Brust und Schultern. Später können Sie auch kleinere Muskelgruppen integrieren, um zum Beispiel Problemzonen im Bereich der seitlichen Oberschenkel oder der Oberarme anzusteuern.

Damit Ihr Training wirklich effektiv ist, richten Sie es nach folgenden fünf Stufen aus:

- **1. Stufe:** Sie schulen durch niedrige Intensitäten (unter 30 Prozent der Maximalkraft) Ihre Wahrnehmung sowie einen ökonomischen und koordinativen Kraft- und Bewegungseinsatz.
- **2. Stufe:** Mit niedrigen bis mittleren Intensitäten (30 bis 40 Prozent der Maximalkraft) erhöhen Sie Ihre metabolische Kapazität und damit die Widerstandsfähigkeit der Muskulatur gegen Ermüdung. Dafür machen Sie zwischen 20 und 40 Wiederholungen in mehreren Sätzen (Kraftausdauertraining). So können sich Muskulatur und Bewegungssystem an größere Belastungen gewöhnen.
- **3. Stufe:** Nun stellen Sie das Muskelwachstum in den Mittelpunkt. Dazu trainieren Sie mit mittlerer bis hoher Intensität (40 bis 70 Prozent der Maximalkraft) bei mittleren bis hohen Wiederholungszahlen (8 bis 20) in mehreren Sätzen, um Ihre Muskulatur energetisch auszulasten.
- **4. Stufe:** Mittlerweile sind Ihre Muskeln belastbarer. Das nutzen Sie, um die Kraftfähigkeit zu steigern. Durch hohe Intensitäten (75 bis 100 Prozent der Maximalkraft) mit wenigen Wiederholungen (1 bis 6) bezieht Ihre Muskulatur mehr motorische Einheiten ein. Dadurch werden Ihre Bewegungen zum einen präziser und zum anderen kräftiger und ausdauernder.
- **5. Stufe:** Sie setzen Ihre bereits trainierte Muskulatur in vielfältigen und individuellen Bewegungsabläufen ein, um Kraftfähigkeit und Stabilität für spezifische Situationen im Alltag oder im Sport zu ermöglichen.

Sie steigern sich also langsam, und je nach individueller Fitness nehmen die ersten beiden Stufen mehr oder weniger Raum ein. Für komplett untrainierte Menschen sind Stufe 1 und 2 sehr wichtig, um die Muskulatur und die anderen Strukturen des Körpers an die neue Belastung zu gewöhnen und Verletzungen zu vermeiden. Nehmen Sie sich dafür bitte ausreichend Zeit. Das kann von zwei bis zu vier und mehr Wochen dauern. Außerdem erlernen Sie in diesen Phasen den korrekten Bewegungsablauf der Übungen – der ist wichtig, damit Sie auch wirklich die angepeilten Muskeln erreichen. Wenn sich Ihr Körper ans Training gewöhnt hat, werden sich die Stufen 3 bis 5 zunehmend überlappen.

Muskeln müssen brennen

Egal, ob Sie mit dem Krafttraining neu einsteigen oder ob Sie schon länger dabei sind: Um Fortschritte zu erzielen und ein Muskelwachstum zu erreichen, müssen Sie sich anstrengen und ein wenig »ranklotzen«. Nur wenn Sie sogenannte überschwellige Reize setzen, erkennt Ihr Organismus als Signal, dass Ihre Muskulatur zu schwach ist und er sie aufbauen muss. Diesen Trainingsreiz erreichen Sie, wenn Sie Ihre Muskeln bei der letzten Wiederholung der Übung deutlich spüren.

Zu schwache Trainingsreize bringen zwar ein wenig Bewegung in Ihr Leben, sind aber kaum besser als die Alltagsbewegungen aus der 1. Regel. Sorry, aber als Sport dürfen Sie sich das nicht anrechnen.

Ein gesundheitsförderndes Muskeltraining erfordert Belastungen, die am Ende einer Übungsserie immer etwas über Ihrer aktuellen Leistungsfähigkeit liegen. Das erreichen Sie ganz einfach: Wenn Ihre Muskeln während der Übung anfangen zu brennen, dann machen Sie noch eine Wiederholung. Das ist dann zwar unangenehm, bringt aber genau die Belastungsdosis, die Ihren Organismus zum Muskelaufbau, also zum Anabolismus, anregt.

Da jeder Mensch andere Voraussetzungen mitbringt, lässt sich nicht pauschal sagen, wie viele Wiederholungen nötig sind, damit ein Reiz überschwellig und somit wirksam ist. Das sichere Zeichen ist tatsächlich das Brennen der Muskeln. Das stellt sich bei Untrainierten natürlich sehr viel schneller als bei Trainierten ein.

Auch wenn Sie nur auf sich selbst achten, werden Sie merken, dass Ihre Belastungsgrenze nicht immer gleich ist. Sie hängt von vielen Aspekten ab wie der Tagesform, der Tageszeit, der Motivation oder der Beanspruchung in anderen Bereichen Ihres Alltags. Deswegen gilt auch beim Krafttraining: Hören Sie auf Ihren Körper (siehe Seite 37).

Nehmen Sie sich Zeit

Regelmäßiges Training sollte Teil Ihres Alltags und Ihres Lebensstils werden. Anfangs klappt das am besten, wenn Sie sich dafür Termine in Ihren Kalender eintragen. Gönnen Sie sich dafür bitte etwas mehr Zeit. Zum Training gehören nämlich auch 5 bis 10 Minuten Aufwärmen. Das ist wichtig, um Verletzungen zu vermeiden. Gleichzeitig stellt sich Ihr Geist in dieser Zeit auf die kommenden Anforderungen ein. Auch 5 Minuten Dehnen zum Abschluss sollten Sie für eine bessere Regeneration einplanen (siehe Seite 134).

Trainingsfortschritte brauchen ihre Zeit. Mal eben »schnell, schnell« klappt das leider nicht. Haben Sie Geduld, genießen Sie das gute Körpergefühl nach dem Training und dem anschließenden Duschen und gönnen Sie sich und Ihrem Körper die notwendige Zeit, sich an neue Anforderungen anzupassen. Ein Trainingsplan ist immer nur eine Orientierung, wie die sportliche Entwicklung im Durchschnitt verläuft. Aber Sie sind Sie – nicht der Durchschnitt. Nach einer langen Sportpause oder einem Neueinstieg braucht der Organismus oft mehr Zeit.

INFO

Muskelkater

Wenn Sie Ihre Muskulatur ungewohnt belasten, entstehen immer winzige Mikrorisse in den Muskelfasern. Unser Immunsystem löst dann dort kleine Entzündungen aus, Wasser wird eingelagert, und die Zellen quellen auf, Fresszellen werden aktiv, die Durchblutung steigt, und Material für die Reparatur wird herangeschafft. Das alles dauert seine Zeit. Deswegen schmerzt das zerstörte Gewebe nicht sofort, sondern meist erst 18 bis 24 Stunden nach dem Training.

Baden, Saunagänge, Eisbäder oder sanfte Bewegung – all das steigert die Durchblutung und damit den Transport des Reparaturmaterials. Mit der gleichen Belastung am nächsten Tag dagegen anzugehen hilft nicht, sondern schadet eher.

Zu viel hilft nicht viel!

Ich freue mich immer über Menschen, die motiviert Sport treiben. Mit Sorge dagegen beobachte ich die Übermotivierten, die es sowohl unter den Neulingen als auch unter den Fortgeschrittenen gibt. Klar, Sie sollen Ihre Muskeln fordern, aber: Sie sollen sie nicht überfordern! Und schon gar nicht ständig. Das geht nämlich nach hinten los: Schnell entsteht dann nicht nur ein Muskelkater, sondern eine Muskelzerrung oder ein Muskelfaserriss. Das war's dann vorerst mit dem Training. Statt die Leistungsfähigkeit und Belastbarkeit zu steigern, riskieren Sie mit übermäßigem Training Verletzungen oder gar Übertraining (siehe Seite 113), die Sie stark zurückwerfen.

Damit Ihre Muskulatur Sie gesund machen kann, hören Sie bitte immer in Ihren Körper hinein und beachten Sie die Signale, die er Ihnen sendet. Wenn er sagt: »Yes, heute will ich Gas geben«, dann los. Wenn er aber sagt: »Auwei, heute schaff ich es nicht so wie sonst«, dann wechseln Sie zu leichteren Übungen oder fahren vielleicht nur eine Runde mit dem Rad. Haben Sie immer im Kopf: Sie sind ein Mensch, keine Maschine. Gehen Sie also sorgsam mit sich um. Dazu gehören auch das Aufwärmen und das Trainieren der Gegenspieler.

Ausgewogen trainieren

Sie lesen dieses Buch, weil Sie Ihre Muskeln zur Förderung Ihrer Gesundheit einsetzen möchten. Ein leider oft vernachlässigter Aspekt dabei ist, die Muskeln ausgewogen zu trainieren, damit die zugehörigen Gelenke in alle Richtungen beweglich bleiben und durch die Muskulatur rundum geschützt werden. Es gilt also nicht nur den Bizeps, sondern auch seinen Gegenspieler, den Trizeps, zu stärken.

Zur Ausgewogenheit gehört auch, die Muskeln zu kräftigen, die bei Ihrer Lieblingssportart nur stiefmütterlich trainiert werden. (Welche das sind, zeigt Ihnen die Übersicht auf Seite 64.) Beispielsweise spielen beim Fußball und auch beim Aerobic zwar die Muskeln im Unterkörper eine große Rolle, aber die Oberkörpermuskulatur wird vernachlässigt. Solche vernachlässigten Muskelgruppen sollten Sie gezielt aufbauen. Die Tabelle mit den Sportarten zeigt Ihnen, welcher Sport welche Muskelbereiche unterstützt oder vernachlässigt.

Wenn Sie die Übungen absolvieren, werden Sie feststellen, dass Ihnen manche auf der einen Körperseite besser gelingen als auf der anderen. Das ist normal, denn Ihr Körper ist nicht so symmetrisch aufgebaut, wie er scheint. Zum ausgewogenen Training gehört auch, die »schlechte« Seite etwas mehr zu trainieren, damit das muskuläre Ungleichgewicht geringer wird. Dort machen Sie also immer einige Wiederholungen mehr.

Welche Übungen wann und wie oft

Als Anfängerin oder Wiedereinsteiger trainieren Sie zunächst in den ersten Wochen vor allem die großen Muskelgruppen wie Waden, Oberschenkel, Gesäß, Bauch, Rücken und Schultern. Durch ihre Größe beeinflussen diese die Myokinausschüttung und den Stoffwechsel und damit

Ihre Gesundheit am stärksten. Später integrieren Sie auch kleinere Muskelgruppen in Ihr Training, um zum Beispiel Problemzonen im Bereich der seitlichen Oberschenkel oder der Oberarme anzugehen.

Leider kommt es bei jedem von uns vor, dass die Zeit fürs Workout manchmal sehr knapp wird. In solchen Situationen rate ich Ihnen: Verzichten Sie nicht komplett darauf, sondern nehmen Sie sich zumindest 5 bis 10 Minuten Zeit und picken Sie sich zwei Dehn- und zwei Core-Übungen heraus. Das ist besser als nichts.

Warum ausgerechnet Core-Übungen? Diese Übungen zielen auf die tief liegenden Muskeln, den »Körperkern«. (»Core« bedeutet »Kern«.) Sie erreichen mit diesen Übungen vor allem die tiefen Bauch- und Rückenmuskeln sowie die der Hüften und des Beckenbodens. Sie sorgen damit für eine stabile Körpermitte, die Ihre Haltung verbessert, Sie vor Rückenschmerzen und Stolpern bewahrt. Folgende Übungen gehören zu den Core-Übungen:

Kniebeuge (Seite 67), Shoulder Bridge (Schulterbrücke, Seite 72), Planke (Seite 78), Crunch (Seite 79), Hacker (Seite 83), Stahlseil (Seite 86), Unterarmstütz (Side Plank, Seite 88), Liegestütz (Push-up, Seite 89).

Wenn Sie einmal gar keine Zeit haben sollten, schieben Sie zumindest den »Hacker« (Seite 83) in seiner einfachsten Form ein, denn der geht immer.

Sie haben bereits mehrmals in diesem Buch gelesen, dass Sie Ihre Belastung an Ihren individuellen Fitnessstand anpassen sollen. Das gilt immer und für jeden! Die Angaben zur Zahl der Wiederholungen an den folgenden Übungen gelten für durchschnittliche Breitensportler. Tatsächlich habe ich sie nur gemacht, weil ich immer wieder danach gefragt werde.

Wenn Sie Anfänger sind oder lange keinen Sport getrieben haben, machen Sie zunächst weniger Wiederholungen oder weniger Sätze und hören früher auf, wenn Ihre Muskeln schon nach 3 oder 5 Wiederholungen brennen. Mit der Zeit tasten Sie sich immer weiter vor zur angegebenen Wiederholungszahl. Wenn Sie die schaffen, ist es nicht sinnvoll, die Übungen noch öfter zu wiederholen. Stattdessen gehen Sie dann zu den schwierigeren Varianten über. Dann kann es sein, dass Ihre Wiederholungszahl zunächst wieder niedriger wird.

INFO **Training-Basics**

Wenn Sie eine Übung einmal durchführen, ist das eine **Wiederholung**. Je belastender eine Übung ist, desto weniger Wiederholungen sind nötig.
Eine bestimmte Anzahl von Übungen heißt **Serie** oder **Satz**. Wenn Sie mehrere Serien einer Übung absolvieren, legen Sie dazwischen eine **Pause** ein und auch bevor Sie mit der nächsten Übung beginnen.

Vielleicht möchten Sie auch gemeinsam mit anderen Menschen Sport treiben oder eine Sportart neu für sich entdecken. Dann schauen Sie sich die folgende Tabelle an. Dort können Sie sehen, welche Sportart welche Trainingsschwerpunkte hat und für welchen Aktivitätstyp sie sich eignet.

Entdecken Sie Ihre Sportart

Sportart	Aktivitätstyp			Trainingsschwerpunkt		
	Muffel	Genießer	Athlet	Herzkreislauf / Stoffwechsel	Kraft / Muskelmasse	Koordination / Muskelkontrolle
Aquafitness	x	x		x	x	
Badminton		x	x	x	x	x
Bergwandern (ohne Gepäck)	x	x		x		
Bouldern		x	x		x	x
Boxen		x	x	x	x	
Fußball		x	x	x	x	x
Golf	x	x		x		x
Handball		x	x	x	x	x
Inlineskating	x	x		x		
Joggen		x	x	x		
Judo		x	x		x	x
Karate		x	x		x	x
Langlauf		x	x	x		
Nordic Walking	x	x		x		
Pilates	x	x	x		x	x
Radfahren	x	x	x	x		
Schwimmen (langsam)	x	x		x		
Ski alpin		x	x	x	x	x
Sporttanzen		x	x	x		x
Standardgymnastik	x	x			x	x
Tai-Chi	x	x			x	x
Teakwondo		x	x		x	x
Tennis		x	x	x	x	x
Volleyball		x	x		x	x
Yoga	x	x	x		x	x

Mit diesen Übungen werden Sie fit

Die Übungen sind nach den großen Muskelgruppen sortiert. Suchen Sie sich für Ihr Home-Workout aus jeder Gruppe mindestens zwei, besser drei aus und trainieren Sie zunächst nur damit. Wenn Sie diese Bewegungsabläufe gut beherrschen, peppen Sie Ihr Programm mit neuen Übungen auf. So bleibt es abwechslungsreich für Sie und Ihre Muskeln. Wenn Sie alle Übungen gut können, dann steigern Sie den Schwierigkeitsgrad und gehen Sie wieder an Ihre Leistungsgrenze, um sich und Ihre Muskelzellen zu fordern.

Beine und Gesäß

Die großen Gelenke von Knien und Hüfte müssen viel aushalten, wenn wir gehen, stehen, laufen, hüpfen oder springen, aber auch, wenn wir sitzen. Eine gut ausgeprägte Muskulatur verhindert hier vorzeitigen Verschleiß von Knochen, Knorpeln und Sehnen und sichert Ihre Beweglichkeit. Da diese Muskeln rund ein Drittel unserer Muskelmasse bilden, schütten sie bei Bewegung viele Myokine aus und wirken auch intensiv auf den Stoffwechsel.

Wadenheber im Stand

Sie fördern Ihr Gleichgewicht, Ihre Wadenmuskulatur und beugen Krampfadern vor.

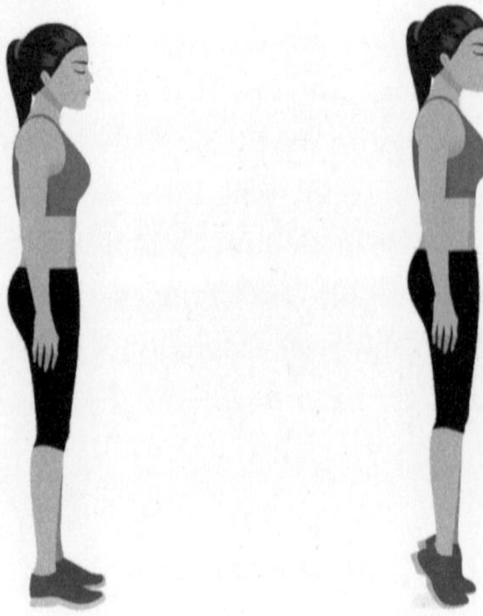

- Stellen Sie sich aufrecht hin, Beine stehen schulterbreit. Verlagern Sie Ihr Gleichgewicht auf den vorderen Teil Ihrer Füße.
- Drücken Sie sich nun langsam nach oben auf die Zehenspitzen. Halten Sie diese Position 3 Sekunden und senken Sie Ihre Fersen langsam und kontrolliert wieder ab, ohne den Boden zu berühren.
- Wiederholen Sie das 15- bis 20-mal, bevor Sie den Fuß wieder ganz aufstellen.

Tipp: Wenn Sie Probleme mit dem Gleichgewicht haben, stellen Sie sich neben eine Wand und stützen Sie sich dort ab.

Varianten: 1. Führen Sie die Übung nur auf einem Bein durch. 2. Stellen Sie sich nur mit dem Vorfuß auf eine Stufe oder einen Stepper und senken Sie die Ferse weiter nach unten ab.

Kniebeuge

Wenn Sie den Squat, wie die Kniebeuge neudeutsch heißt, korrekt ausführen, arbeiten rund 400 Muskeln. Sie stärken damit Ihre Oberschenkel und bekommen einen knackigen Po.

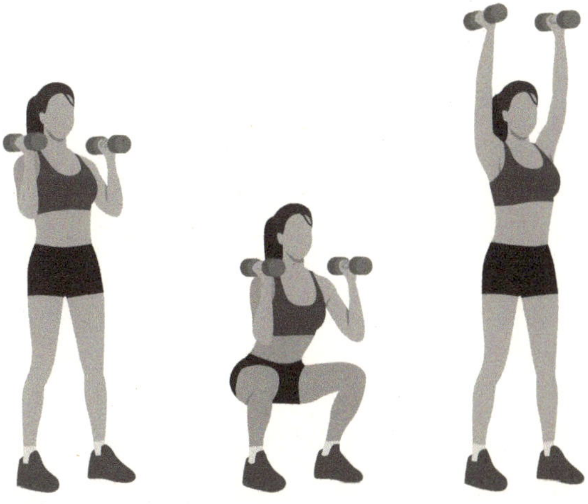

- Sie stehen aufrecht mit schulterweiten Füßen.
- Strecken Sie die Arme waagerecht nach vorn und spannen Sie Ihren Bauch an.
- Mit der nächsten Einatmung beugen Sie langsam die Beine so, als wollten Sie sich auf einen Stuhl setzen – bitte nicht tiefer als in einen 90-Grad-Winkel im Knie.

- Mit der Ausatmung strecken Sie die Beine langsam wieder.
- Wiederholen Sie die Übung insgesamt 10-mal.

Achtung: Der Rücken bleibt die ganze Zeit gerade und der Bauch angespannt.

Variante: (siehe Abbildung Seite 67) Nehmen Sie in jede Hand eine Hantel auf Schulterhöhe und machen Sie so Ihre Kniebeugen. Beim Hochkommen strecken Sie Ihre Arme nach oben aus. So haben Sie eine Ganzkörperübung.

Lunge

Sie kräftigen Ihre Muskeln der Oberschenkelvorderseite und im Gesäß.

- Stellen Sie sich mit hüftbreiten Füßen hin und machen Sie mit einem Bein einen großen Schritt nach vorn.
- Beugen Sie nun das vordere Bein, bis jeweils maximal ein 90-Grad-Winkel im Knie entsteht.
- Halten Sie die Position einige Sekunden, bevor Sie in die Ausgangsposition zurückkehren und das Ganze mit dem anderen Bein wiederholen.
- Machen Sie mit jedem Bein 10 von diesen Ausfallschritten.

Achtung: Der Rücken bleibt die ganze Zeit gerade und der Bauch angespannt.

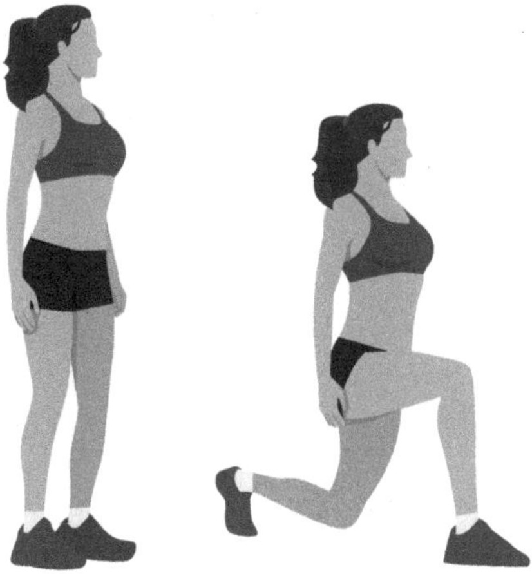

Variante: Beim Jumping Lunge wechseln Sie in langsamen, kontrollierten Sprüngen zwischen beiden Ausfallschritten hin und her.

Side Lunge (Seitlicher Ausfallschritt)

Sie stärken Ihre Adduktoren, die für das Heranziehen des Beins verantwortlich sind, Ihre Gesäßmuskeln und die Oberschenkelvorderseite.

- Sie stehen hüftbreit und stützen die Hände in die Hüften.
- Machen Sie mit einem Bein einen großen Schritt zur Seite und beugen Sie dann dieses Bein leicht im Knie. Das andere Bein bleibt gestreckt.
- Drücken Sie sich in die Ausgangsposition zurück und

wiederholen Sie die Bewegung 10-mal, bevor Sie das andere Bein trainieren.

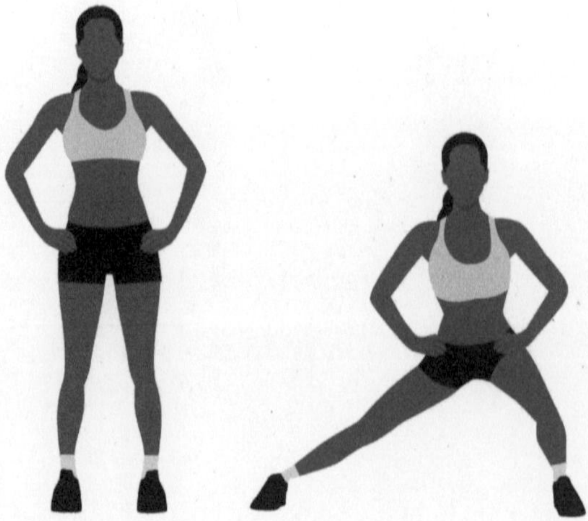

Wichtig: Die Füße stehen die ganze Zeit parallel.

Variante: Bei Cross Lunges machen Sie den Ausfallschritt schräg nach hinten und gehen dabei nach unten wie bei einem Knicks.

Leg Circle (Beinkreisen)

Mit Leg Circles kräftigen Sie Ihre Hüft-, Gesäß- und Beinmuskulatur.

- Legen Sie sich auf den Rücken, die Beine gestreckt, und heben Sie ein Bein möglichst hoch zur Decke.

Falls es zu anstrengend ist, das andere Bein gerade liegen zu lassen, stellen Sie es auf.

- Schreiben Sie mit dem Bein nun langsam 10 kleine Kreise nach rechts in die Luft, dann weitere 10 Kreise nach links.
- Wiederholen Sie die Übung mit dem anderen Bein.

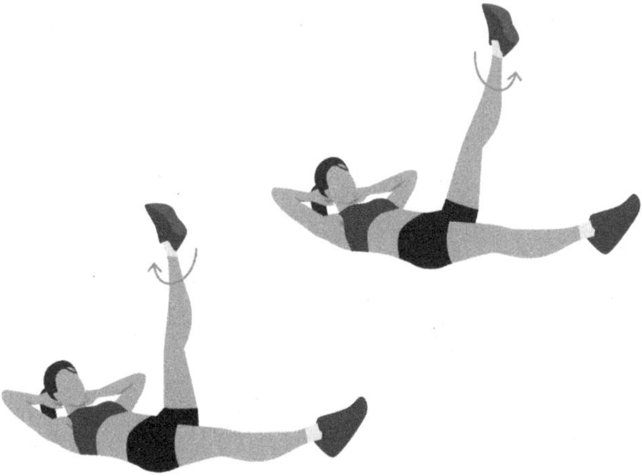

Wichtig: Der Rumpf bleibt stabil und bewegt sich nicht.

Varianten: 1. Wenn es mit kleinen Kreisen gut klappt, lassen Sie die Kreise größer werden. 2. Verschränken Sie Ihre Hände hinter dem Kopf, heben Sie den Kopf leicht an und machen Sie die Beinkreise in dieser Position.

Shoulder Bridge (Schulterbrücke)

Sie trainieren Oberschenkel und Gesäß sowie die tiefen Rückenmuskeln an der Wirbelsäule.

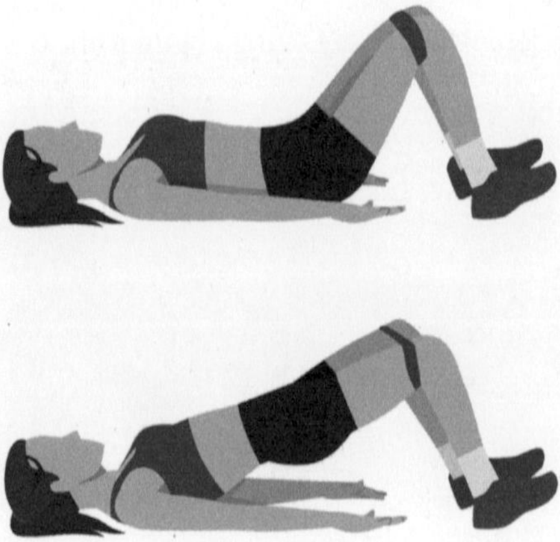

- Legen Sie sich auf den Rücken, die Arme neben dem Körper und die Beine hüftbreit aufgestellt.
- Heben Sie das Gesäß vom Boden ab, bis Oberschenkel und Oberkörper eine gerade Linie bilden.
- Halten Sie oben eine halbe Minute inne und senken Sie das Gesäß mit der Ausatmung wieder ab.

Shoulder Bridge mit Leg Raise (Lange Brücke)

Mit dieser Variation der Brücke fördern Sie den unteren Rücken, Gesäß, Oberschenkel und Bauch.

- Gehen Sie wie in der vorangegangenen Übung beschrieben in die Brücke.
- Heben Sie dann ein Bein so weit gestreckt und mit angewinkeltem Fuß an, bis sich die Oberschenkel auf gleicher Höhe befinden.
- Strecken Sie den Fuß und senken Sie das Bein bis kurz über dem Boden ab. Noch 2-mal das Bein heben und senken.
- Dann kontrolliert auf den Boden absenken, beide Füße aufstellen, Gesäß wieder heben und das andere Bein heben und senken.
- Wiederholen Sie die Übung auf beiden Seiten 10-mal.

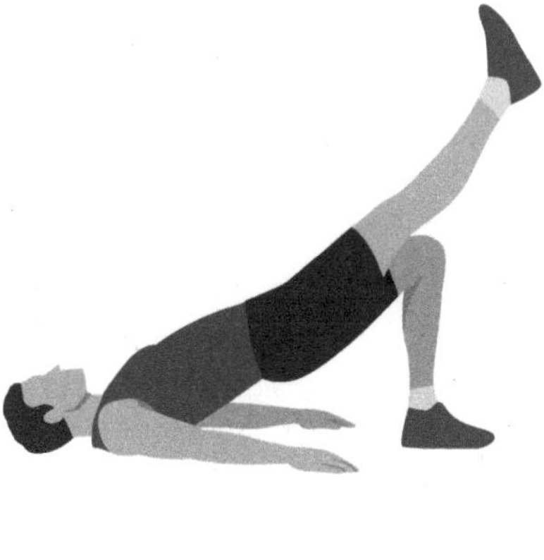

Side Lift

Sie kräftigen die Beinaußenseiten sowie die schräge und tief liegende Rumpfmuskulatur.

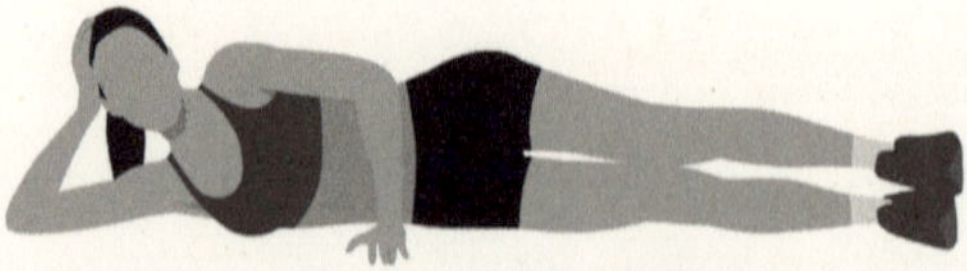

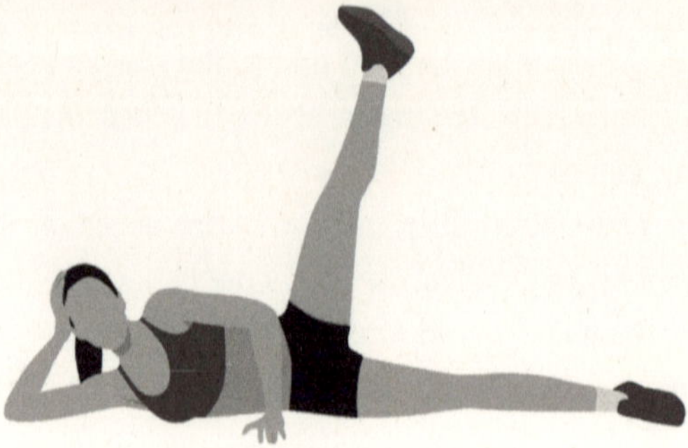

- Legen Sie sich gestreckt auf die Seite, stützen Sie Ihren Kopf mit dem unteren Arm und legen Sie die Hand des oberen Arms vorm Bauch ab, möglichst ohne sie stark zu belasten. Die Füße sind angezogen.
- Heben Sie nun das obere Bein kontrolliert an und senken Sie es ebenso wieder ab.
- Wiederholen Sie das insgesamt 10- bis 12-mal und wechseln Sie dann die Seite.

Muschel

Sie fördern Ihre Gesäßmuskulatur und die Oberschenkelaußenseite.

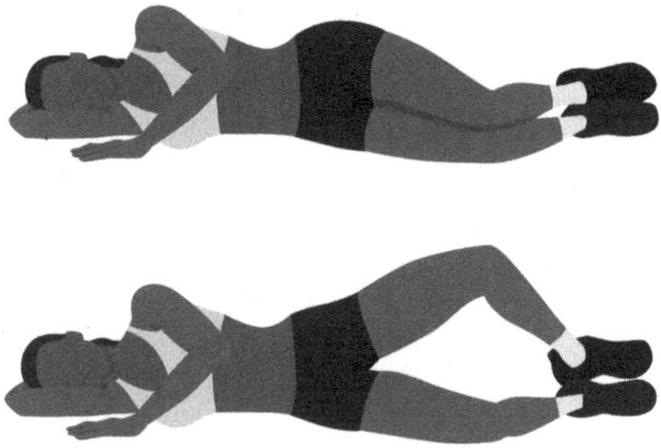

- Legen Sie sich auf die Seite, den Kopf auf den gestreckten oder angewinkelten Arm, die Beine etwas gebeugt.
- Heben Sie kontrolliert das obere Knie, so weit es geht. Dann senken Sie es wieder. Die Füße haben die ganze Zeit Kontakt, Sie öffnen also Ihre Beine wie eine Muschel.
- Wiederholen Sie die Übung insgesamt 8- bis 12-mal. Dann wechseln Sie die Seite.

Variante: Mit einem Fitnessband, das Sie direkt über beiden Knien platzieren, wird die Übung schwieriger.

Dirty Dog

Neben der Bein- und Gesäßmuskulatur stärken Sie auch den unteren Rücken.

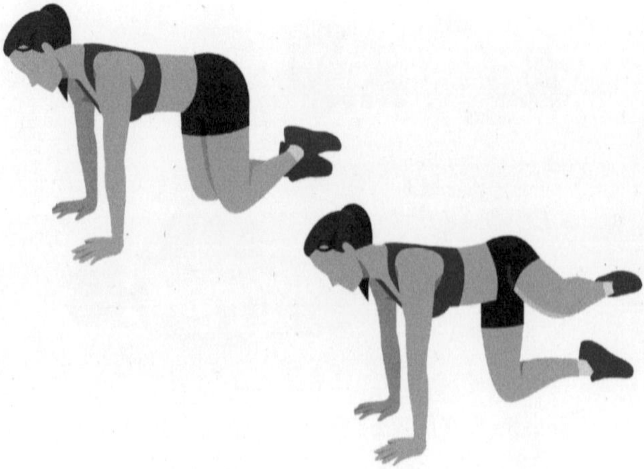

- Gehen Sie in den Vierfüßlerstand.
- Heben und senken Sie nun ein Bein zur Seite, ohne den Winkel im Knie zu verändern.
- Wiederholen Sie die Übung insgesamt 8- bis 12-mal, bevor Sie zum anderen Bein wechseln.

Wichtig: Kopf und Rücken bilden die ganze Zeit eine Linie. Sie schauen auf den Boden.

Zwei-Bein-Heber

Sie trainieren die hintere Oberschenkel- und die Gesäßmuskulatur.

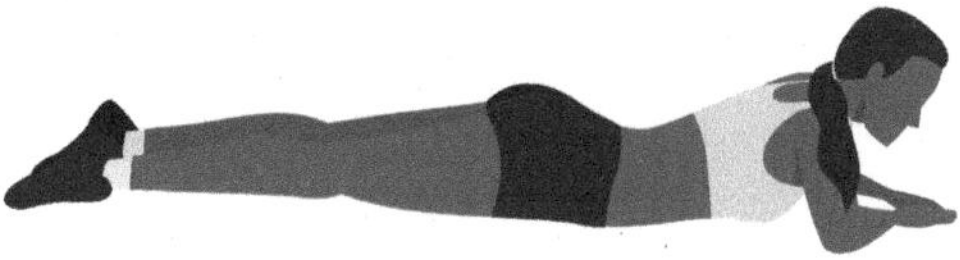

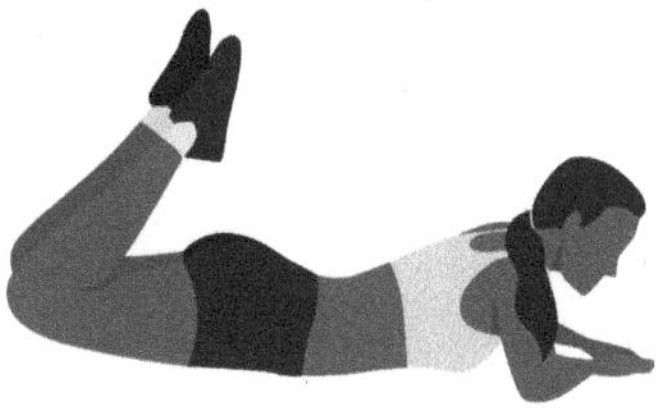

- Legen Sie sich auf den Bauch, heben Sie den Kopf leicht an, legen Sie die Hände aufeinander und stützen Sie sich ein wenig hoch.
- Spannen Sie mit der Ausatmung Ihren ganzen Körper an. Winkeln Sie dann die Beine an und heben Sie dabei die Oberschenkel ein wenig vom Boden ab.
- Halten Sie diese Position einen Moment, bevor Sie die Oberschenkel absenken, aber nicht ganz: Die Knie sollten in der Luft bleiben.
- Wiederholen Sie diese Übung 10- bis 12-mal.

Variante: Wenn Ihnen die Übung zunächst noch zu schwer ist, winkeln Sie nur beide Beine an, bis sich die Füße über den Knien befinden, ohne die Oberschenkel anzuheben.

Bauch

Es muss nicht gleich ein Waschbrettbauch sein, aber eine fitte, straffe Bauchmuskulatur sieht schon gut aus. Vor allem aber hilft sie als Gegenspielerin der Rückenmuskulatur, die Wirbelsäule zu entlasten und Rückenschmerzen sowie Bandscheibenvorfällen vorzubeugen. Außerdem unterstützt sie eine gute Körperhaltung.

Planke

Mit dieser klassischen Core-Übung stärken Sie nicht nur Ihre Bauchmuskeln, sondern den ganzen Rumpf, aber auch Beine und Arme.

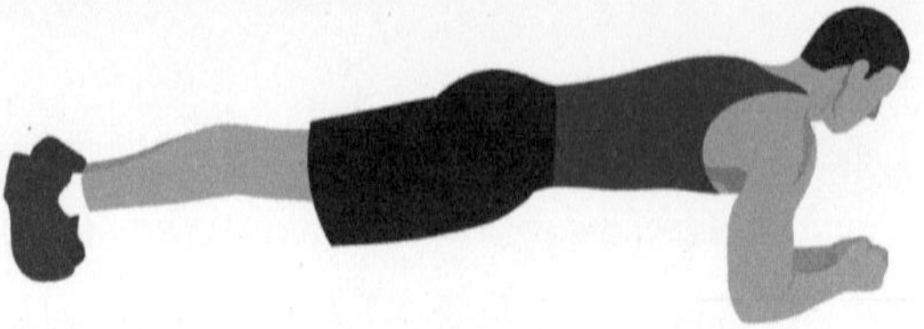

- Legen Sie sich auf den Bauch, stützen Sie sich auf die Unterarme mit ineinandergelegten Händen. Stellen Sie die Zehen auf.
- Mit der Ausatmung drücken Sie sich hoch, bis Beine, Rumpf und Kopf eine Linie bilden. Sie blicken auf den Boden.
- Halten Sie diese Position 20 bis 30 Sekunden – oder solange Sie können. Dann legen Sie sich wieder auf den Boden.
- Wiederholen Sie die Übung 3-mal.

Crunch

Sie fördern die gerade Bauchmuskulatur.

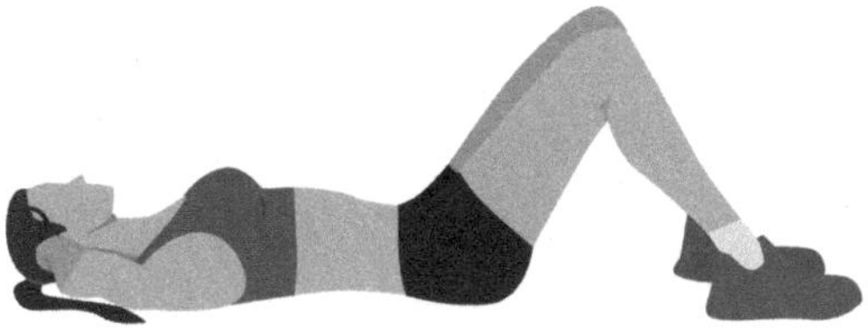

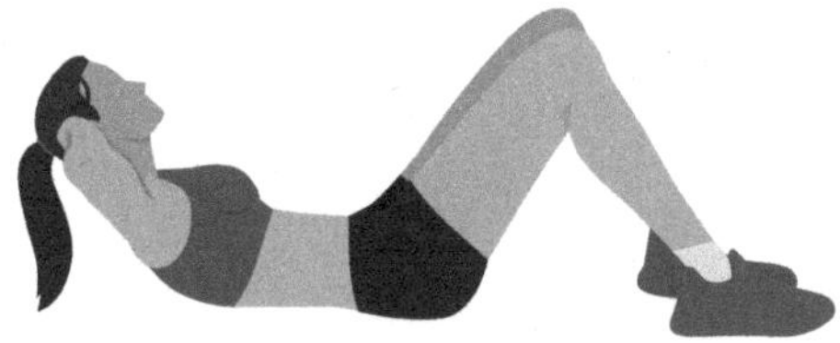

- Legen Sie sich auf den Rücken, stellen Sie die Füße auf und legen Sie Ihre Hände an Ihren Kopf.
- Mit der Ausatmung rollen Sie Kopf und Schulterblätter hoch und halten oben einen Moment inne.
- Mit der Einatmung rollen Sie wieder herunter, ohne den Kopf abzulegen.
- Wiederholen Sie die Übung 12- bis 15-mal.

Wichtig: Führen Sie die Übung langsam und konzentriert aus.

Variante: Wenn die Grundübung gut klappt, versuchen Sie die Übung mit gestreckten Armen. Oder Sie heben die Beine im 90-Grad-Winkel an.

Criss-Cross

Sie stärken Ihre geraden und schrägen Bauchmuskeln.

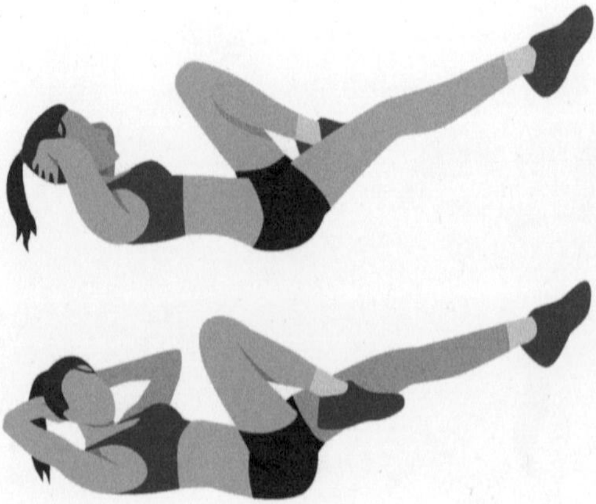

- Legen Sie sich auf den Rücken, stellen Sie die Füße auf und legen Sie Ihre Hände an Ihren Kopf.
- Heben Sie nun den Kopf an und strecken Sie Ihre beiden Beine hoch in die Diagonale.
- Ziehen Sie nun mit der Ausatmung gleichzeitig das linke Bein zu sich und drehen Sie den rechten Arm und den Kopf zum linken Bein hin.
- Mit der Einatmung führen Sie dieses Arm-Bein-Paar zurück und strecken währenddessen das rechte Bein und drehen Kopf und anderen Arm dorthin, also immer über Kreuz, daher Criss-Cross.
- Wiederholen Sie die Übung 12- bis 15-mal.

Wichtig: Das Becken darf nicht hin und her schaukeln, und auch der Schultergürtel bleibt weitgehend ruhig.

Variante: Wenn die Übung noch zu schwierig sein sollte, dann stellen Sie die Beine auf und führen Sie das angewinkelte Bein und den diagonal gegenüberliegenden Arm zusammen.

Taillenmacher (Side Leg Lift)

Sie stärken die seitlichen Rumpfmuskeln.

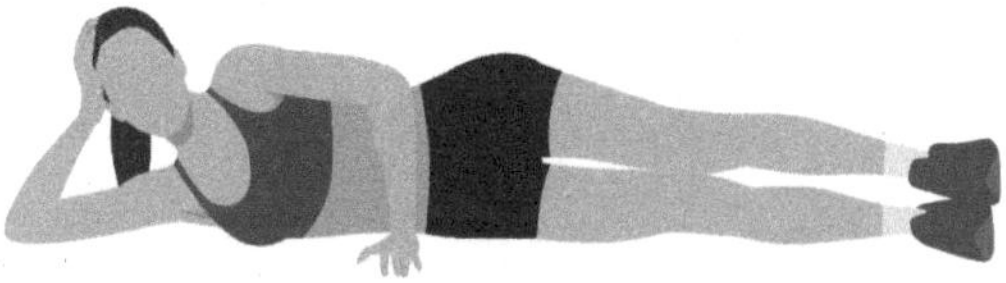

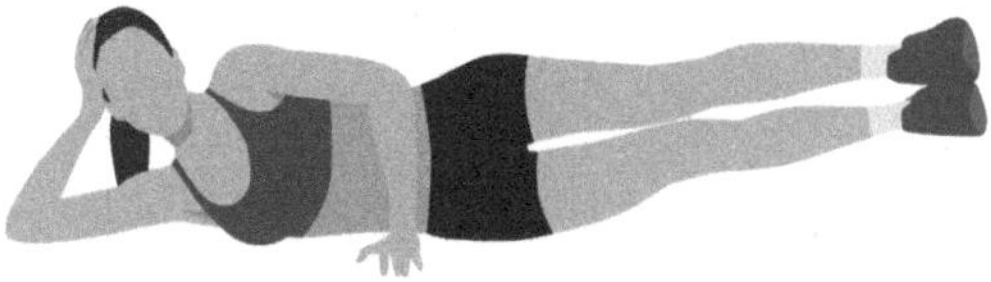

- Legen Sie sich gestreckt auf die Seite, den Kopf in die Hand gestützt und den oberen Arm stützend vor dem Körper. Die Zehen sind angezogen.
- Mit der Ausatmung heben Sie beide Beine an und senken Sie mit der Einatmung, aber nicht ablegen.
- Wiederholen Sie die Übung 12- bis 15-mal.

Käfer (Dead Bug)

Sie trainieren die geraden Bauchmuskeln und den Rumpf insgesamt.

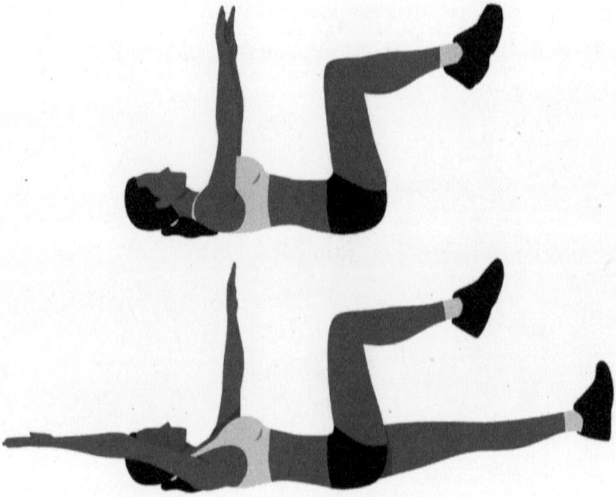

- Legen Sie sich auf den Rücken. Strecken Sie die Arme senkrecht nach oben, die Beine schweben 90 Grad angewinkelt in der Luft, und der Kopf ist leicht angehoben.
- Strecken Sie nun gleichzeitig das linke Bein, ohne es abzulegen, und den rechten Arm nach hinten aus.
- Führen Sie dann beide Extremitäten in die Ausgangsposition zurück und wiederholen Sie es mit dem anderen Arm und Bein.
- Wiederholen Sie die Übung 12- bis 15-mal.

Variante: Wenn das noch zu schwierig ist, lassen Sie den Kopf liegen.

Rücken

Das Beste, um Rückenschmerzen vorzubeugen, ist eine starke Rückenmuskulatur. Sie besteht aus drei Schichten. Die obere Schicht bilden die großen Rückenmuskeln direkt unter der Haut, die alle Teile des Rumpfs verbinden und die Rumpfbewegungen auf Arme und Beine übertragen. Direkt darunter liegt die mittlere Schicht, deren Muskeln von Wirbel zu Wirbel ziehen, die Wirbelsäule stabilisieren und Ihre Schädelknochen mit den Knochen Ihres Beckens verbinden. Wirbelköper können sich verschieben oder blockieren, wenn diese Schicht zu schwach ist. Die wichtigste Schicht ist die tiefe Wirbelsäulenmuskulatur. Ihre feinen Muskeln leiden besonders unter Inaktivität und lösen die meisten Rückenbeschwerden aus. Zugleich sind diese Muskeln besonders schlecht trainierbar, denn durch viele gängige Übungen werden sie kaum erreicht, sondern vor allem durch Core-Übungen und durch den »Hacker«.

Hacker

Sie trainieren die tiefen Muskeln an der Wirbelsäule.

- Stellen Sie sich mit schulterbreit geöffneten Beinen und leicht gebeugten Knien hin. Heben Sie die Arme parallel zum Boden, die Handflächen zeigen zueinander.
- Spannen Sie den ganzen Körper an und hacken Sie 20 bis 30 Sekunden mit den Armen in die Luft,

Sie heben und senken sie also schnell etwa jeweils 20 Zentimeter auf und ab.

- Nach einer Pause wiederholen Sie das Ganze.

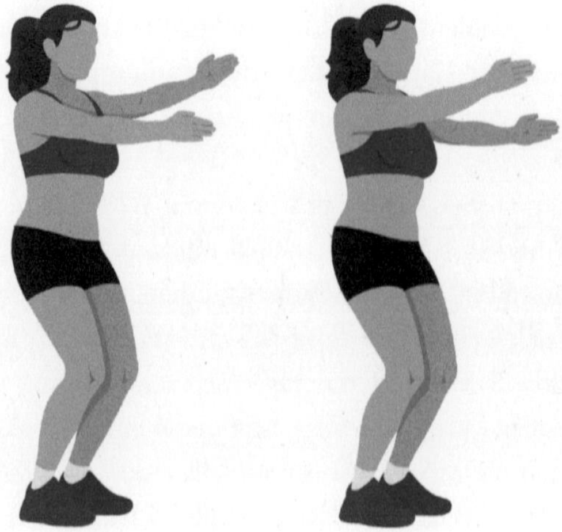

Variante: Diese Übung lässt sich an jedes Fitnesslevel anpassen, und Sie können sie sogar zwischendurch im Büro machen. Je stärker Sie in die Knie gehen und je höher Sie die gestreckten Arme nehmen, desto schwieriger wird es. Den Oberkörper neigen Sie bei dieser Variante leicht nach vorn.

Krauler

Sie kräftigen den langen Rückenstrecker und die tiefe Rückenmuskulatur.

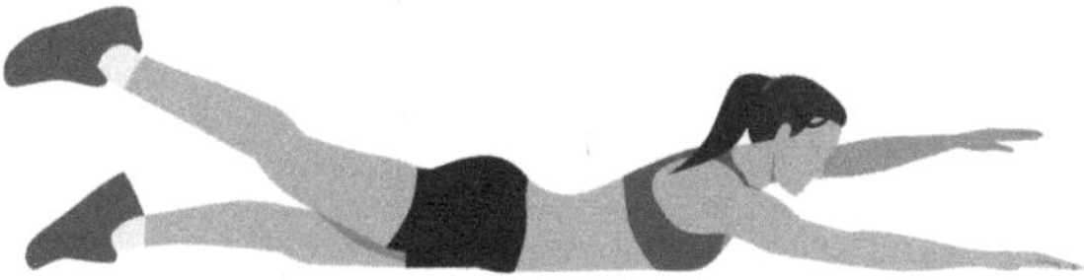

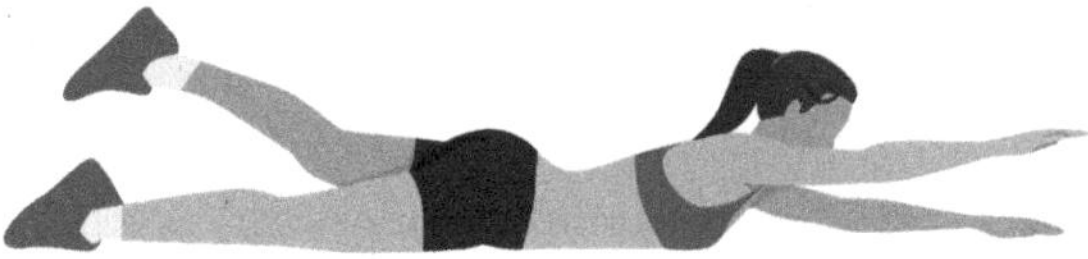

- Legen Sie sich auf den Bauch und strecken Sie die Arme bis in die Fingerspitzen und Beine bis in die Zehen aus.
- Spannen Sie den ganzen Körper an, heben Sie leicht den Kopf, die Arme und die Beine und beginnen Sie langsam mit einer Kraulbewegung wie beim Schwimmen. Sie heben und senken Ihre Arme und Beine diagonal zueinander.
- Machen Sie das 20 bis 30 Sekunden, dann eine Pause und danach noch zwei Sätze.

Wichtig: Arme und Beine werden während der Übung nicht abgelegt, der Rumpf bleibt möglichst ruhig.

Variante: Je schneller Sie Ihre Extremitäten bewegen, desto schwieriger wird die Übung. Trotzdem darf der Rumpf nicht hin und her schaukeln.

Stahlseil

Sie stärken den ganzen Rumpf.

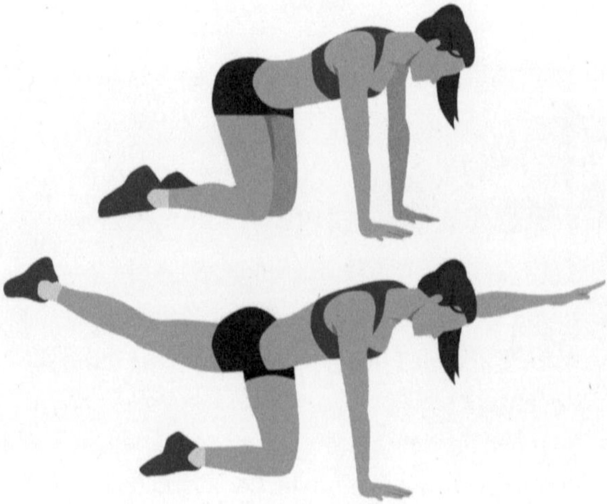

- Gehen Sie in den Vierfüßlerstand.
- Spannen Sie Ihre Bauchmuskeln an und heben Sie gleichzeitig den linken Arm und das rechte Bein.
- Halten Sie diese Position 15 bis 20 Sekunden.
- Führen Sie dann beide Gliedmaßen kontrolliert zurück und wechseln Sie zum anderen Arm-Bein-Paar.
- Wiederholen Sie die Übung 8- bis 10-mal.

Variante: Sollte die Übung anfangs zu schwierig sein, tasten Sie sich heran: Heben Sie Arme und Beine zunächst einzeln. Dann heben Sie einen Arm und strecken das diagonale Bein nur aus, sodass der Fuß noch auf dem Boden bleibt.

Superman mit Rotation

Sie kräftigen Ihre Körpermitte, den unteren Rücken und die Gesäßmuskulatur.

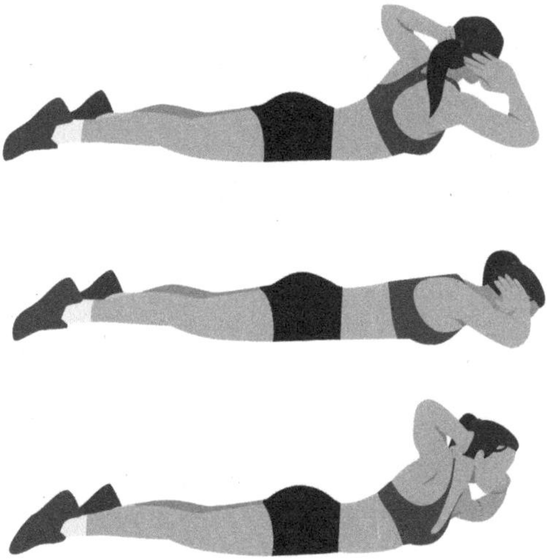

- Legen Sie sich auf den Bauch, die Beine sind gestreckt, die Arme angewinkelt, die Hände hinter den Ohren.
- Heben und drehen Sie den Oberkörper zur Seite und halten Sie 2 Sekunden lang inne.
- Kehren Sie in die Ausgangsposition zurück und wiederholen Sie die Drehung des Oberkörpers zur anderen Seite.
- Wiederholen Sie die Übung 10-mal pro Seite.

Unterarmstütz (Side Plank)

Sie kräftigen Ihre schrägen Bauchmuskeln sowie die Gesäßmuskeln zur Stabilisierung der Hüfte.

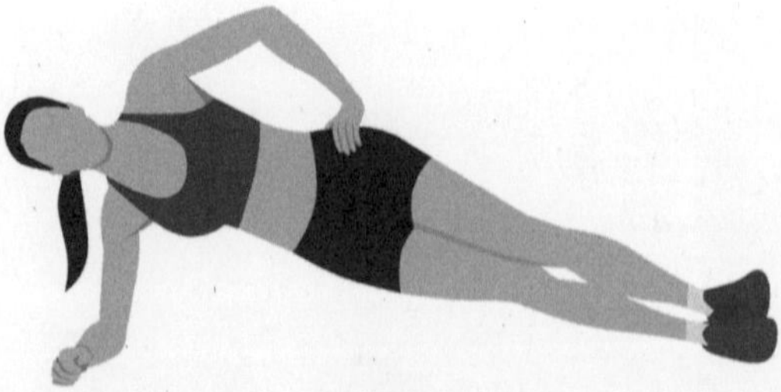

- Legen Sie sich mit gestreckten Beinen auf die Seite. Der Ellbogen Ihres unteren Arms liegt direkt unter Ihrer Schulter. Der obere Arm liegt auf dem Körper, oder Sie legen Ihre Hand auf die Hüfte.
- Heben Sie beim Ausatmen die Hüften und Knie von der Matte. Ihr Oberkörper ist gerade, ohne durchzuhängen oder sich zu beugen. Halten Sie die Position.
- Nach einigen Atemzügen kehren Sie in die Ausgangsposition zurück.
- Wiederholen Sie die Übung 10-mal. Dann ebenso oft auf der anderen Seite.

Variante: Fortgeschrittene heben und senken im Unterarmstütz das Bein. Einsteiger machen die Übung mit angewinkelten Beinen und stützen sich aus den Knien hoch.

Arme und Schultern

Trainierte Arme und Schultern sehen gut aus, vor allem aber erleichtern sie Ihnen im Alltag das Heben und Tragen von schweren Dingen. Sie unterstützen auch einen aufrechten Gang und eine gute Haltung und sorgen dadurch im Alltag am PC dafür, nicht so schnell zu ermüden. Eine schwache Schulterpartie als Teil des oberen Rückens führt langfristig zu einem Rundrücken und zu Rückenschmerzen.

Liegestütz (Push-up)

Sie stabilisieren und kräftigen den ganzen Körper.

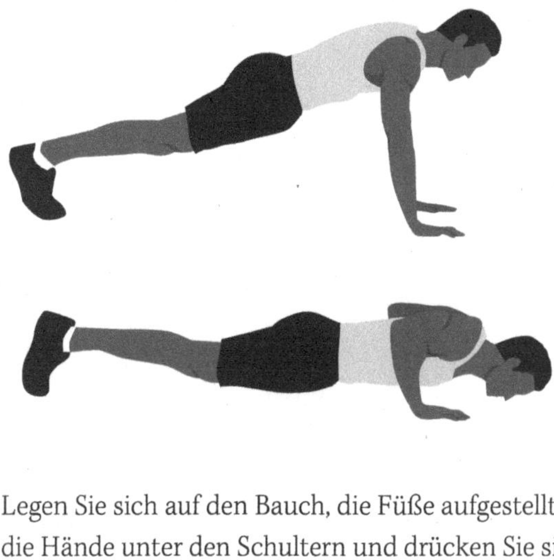

- Legen Sie sich auf den Bauch, die Füße aufgestellt, die Hände unter den Schultern und drücken Sie sich in die Liegestützposition.

- Senken Sie mit der Ausatmung Ihren ganzen Körper ab und stoppen Sie kurz vor dem Boden.
- Halten Sie diese Position kurz und stemmen Sie sich mit der Ausatmung wieder hoch.
- Wiederholen Sie die Übung 8- bis 10-mal.

Wichtig: Hängen Sie nicht in den Schultern oder im Rücken durch.

Variante: Für Einsteiger ist der klassische Liegestütz zu schwierig. Beginnen Sie mit dem Knieliegestütz. Dazu stellen Sie im Liegen statt der Fußspitzen die Knie auf und kreuzen die Unterschenkel übereinander und drücken sich aus dieser Position hoch.

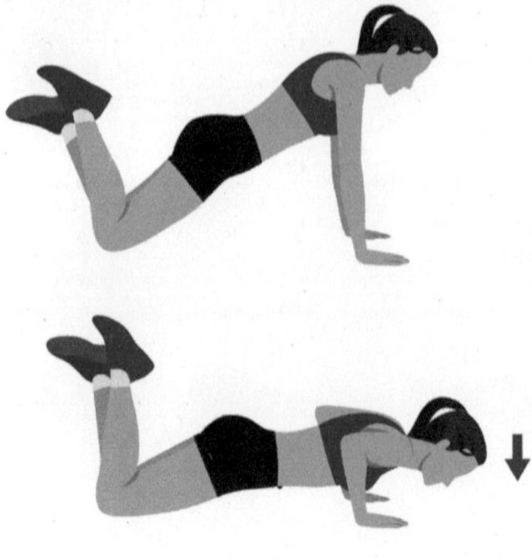

Schneeengel auf dem Bauch

Sie kräftigen Ihre Schulter-, Brust- und Armmuskulatur.

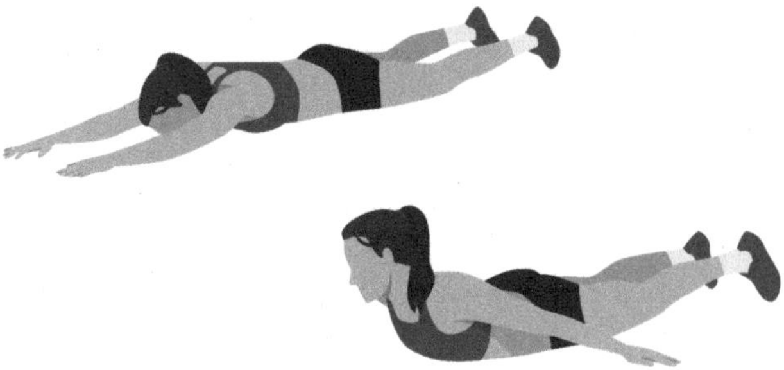

- Legen Sie sich auf den Bauch, die Zehen aufgestellt, die Arme gestreckt.
- Mit der Ausatmung heben Sie Arme, Kopf und Brust an.
- Dann führen Sie die Arme in der Luft kontrolliert nach hinten.
- Halten Sie die Position für einige Sekunden, bevor Sie die Arme kontrolliert zurückführen.
- Wiederholen Sie die Übung 12-mal.

Wichtig: Kopf und Hals dürfen nicht überstreckt werden.

Bergsteiger

Sie stärken den Rumpf, Schultern und Arme

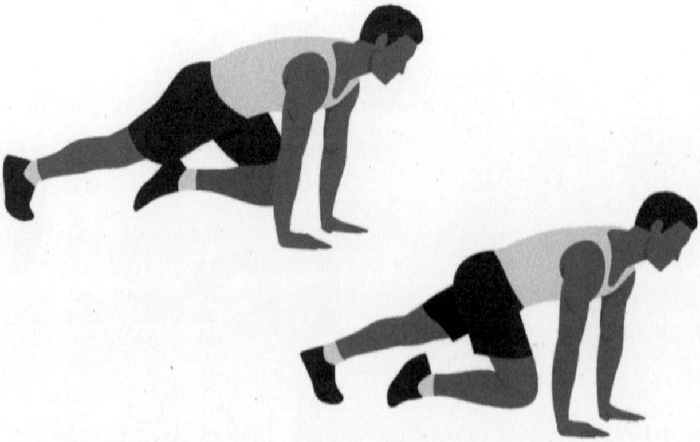

- Gehen Sie in die Liegestützposition (Seite 89).
- Dann stellen Sie ein Bein nach vorn unter die Brust und sofort wieder nach hinten.
- Während Sie das Bein nach hinten strecken, ziehen Sie gleichzeitig das andere Knie unter die Brust. Der Vorfuß berührt den Boden. Sie springen im Prinzip von einem Bein aufs andere.
- Machen Sie das 20 bis 30 Sekunden, dann eine Pause. Insgesamt 3 Sätze.

Variante: Diese Übung ist für gute Fortgeschrittene. Erst wenn Sie die Liegestützposition gut halten können, beginnen Sie mit den Vorübungen zum Bergsteiger und ziehen Sie ein Bein unter den Körper und setzen es wieder ab. Dann mit dem anderen Bein.

Dips

Sie trainieren Arm- und Schultermuskulatur insgesamt, besonders aber den Trizeps.

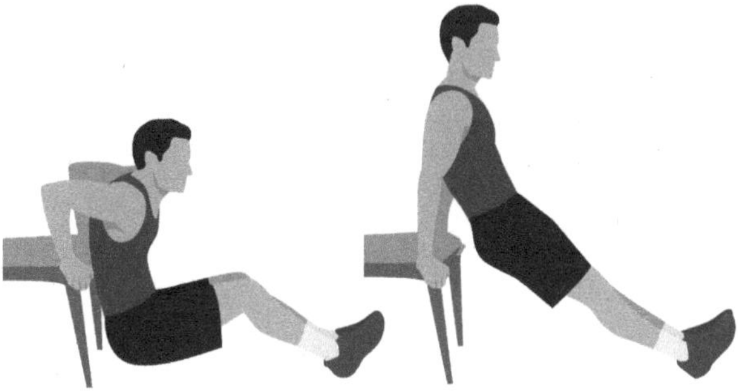

- Stützen Sie sich mit den Händen rücklings auf die Sitzfläche eines Stuhls oder Sofas.
- Wandern Sie mit den Füßen so weit vom Stuhl weg, bis Ihre Knie- und Hüftgelenke einen 90-Grad-Winkel (oder mehr) erreichen. Der größte Teil Ihres Gewichts ruht auf Ihren Händen.
- Beugen und strecken Sie nun Ihre Arme und halten Sie den Rumpf stabil.
- Wiederholen Sie die Übung 12- bis 15-mal.

Variante: Anfänger setzen sich zunächst auf den Stuhl und drücken sich von der Sitzfläche hoch. Je weiter die Füße vorn stehen, desto schwieriger wird die Übung. Fortgeschrittene machen die Übung mit gestreckten Beinen.

Armrotation seitlich

Sie trainieren die Muskeln, die Ihre Oberarme nach außen rotieren und sie stabilisieren. Damit gleichen Sie die Belastung aus den vorherigen Übungen aus.

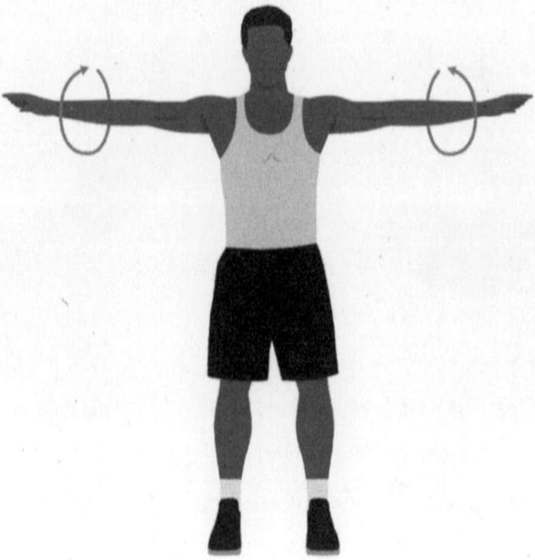

- Sie stehen aufrecht mit schulterbreiten Füßen und waagerecht zur Seite ausgestreckten Armen.
- Bewegen Sie nun die Arme in kleinen Kreisen 30 Sekunden nach hinten und dann nach vorn.

3. REGEL: SORGEN SIE FÜR MEHR MITOCHONDRIEN DURCH AUSDAUERTRAINING

Ich habe die kleinen Kraftwerke in unseren Zellen, die Mitochondrien, schon mehrfach erwähnt. Doch sie sind so wichtig für Ihre Gesundheit und Ihre allgemeine Leistungsfähigkeit – und wenn Sie Probleme mit Ihrem Gewicht haben, auch für Ihr Gewichtsmanagement –, dass sie eine eigene Regel und damit ein eigenes Kapitel bekommen. Schließlich erzeugen die Winzlinge die Energie, die Sie zum Leben brauchen. Nur wenn Ihr Körper über genügend vom Brennstoff ATP (Adenosintriphosphat) verfügen kann, sind Sie leistungsfähig und können all Ihre Aufgaben auf hohem Niveau erfüllen. Das gilt für körperliche Herausforderungen genauso wie für geistige, denn gerade das Gehirn ist ein Energieverschwender, wenn es gefordert wird.

Aber die Mitochondrien sind längst nicht nur für Ihre Energieversorgung zuständig. Sie erfüllen noch einige andere bedeutsame Aufgaben:

- Sie regeln Ihren Kalziumhaushalt und damit die Signalübertragung und die Zellfunktion.
- Sie steuern die Teilung und den Zyklus Ihrer Zellen.
- Sie leiten eine Form des gesunden natürlichen programmierten Zelltods ein, die sogenannte intrinsische Apoptose.

- Sie sind beteiligt an der Zusammensetzung von Steroidhormonen und Hämgruppen (Varianten eines Moleküls mit einer Eisenverbindung, mit dem Sauerstoff gebunden und transportiert wird wie Hämoglobin).

Das sind nur einige der bekannten Hauptaufgaben der Minikraftwerke, viele andere werden noch erforscht. Möglichst zahlreiche fitte Mitochondrien sind also für Ihre Gesundheit unverzichtbar.

ATP, aerober und anaerober Stoffwechsel

Adenosintriphosphat, kurz ATP, wird in allen Körperzellen produziert und ist unser wichtigster Treibstoff. Die größte Menge entsteht in den Mitochondrien der Muskelzellen, denn dort wird auch viel Energie verbraucht. Rote und weiße Muskelfasern stellen ATP jedoch nicht auf die gleiche Weise her. Die langsamen, ausdauernden roten Fasern verbrennen vor allem Fett in Verbindung mit Sauerstoff. Das ist der aerobe Stoffwechsel, der besonders wichtig ist, wenn Sie Ihre Fettpolster loswerden möchten. Für die weißen, schnellen Fasern, die bei hohen Belastungen arbeiten müssen, wird auf diese Art und Weise nicht schnell genug ausreichend Energie produziert. Deswegen greifen FT-Fasern auf die sogenannte anaerobe Glykolyse zurück und nutzen Kohlenhydrate als Energiequelle.

Mehr Kraftwerke = mehr Power

Als Zellorganellen, also als kleine Organe innerhalb einer einzelnen Zelle, sind Ihre Mitochondrien davon abhängig, wie es der Zelle geht, in der sie sich befinden. Wenn Sie Ihre Muskelzellen nicht nutzen, sorgen auch die Minikraftwerke nur auf niedrigstem Level für Energie, oder wenn es ganz hart kommt, werden sie mit der Muskelzelle abgebaut. Umgekehrt geht es aber auch, und zwar doppelt gut:

1. Wenn Sie nach der 2. Regel durch gezieltes Training für mehr Muskelmasse sorgen, haben Sie automatisch auch mehr Kraftwerke durch die gewachsenen Muskeln.

2. Wenn Sie zusätzlich Ihre Ausdauer trainieren, bilden sich in jeder einzelnen Muskelzelle mehr Mitochondrien, um den gestiegenen Energiebedarf zu bewältigen.

Es ist schon lange wissenschaftlich nachgewiesen, dass regelmäßiges Training der Ausdauer wie Walking, Jogging, Radfahren oder Schwimmen die Zahl der Mitochondrien in den Zellen um ein Vielfaches erhöhen kann. Viele intakte Mitochondrien sind ein Schlüssel für Ihre Vitalität sowie für einen »starken« Stoffwechsel, ganz besonders in der zweiten Lebenshälfte. Wenn Sie mindestens zwei- bis dreimal pro Woche Ihre Ausdauer trainieren, können Sie die Menge der Kraftwerke in der Zelle um das Doppelte steigern, sodass sich dann 2000 bis 3000 davon in einer einzigen Zelle befinden. Untrainierte Zellen haben meist weniger als 1000 Mitochondrien – es lohnt sich also.

Viele Minikraftwerke produzieren viel Energie, und zwar – das ist das Beste – nicht nur während Ihrer Ausdaueraktivitäten. Nein, Ihnen steht rund um die Uhr mehr Energie zur Verfügung! In allen Lebensbereichen werden Sie sich vitaler fühlen, wenn Sie auf Ausdauertraining setzen!

Ausdauer – mehr als nur Durchhaltevermögen

Wenn Sie Ihre Ausdauer fördern, verbessern Sie die Widerstandsfähigkeit Ihres Organismus gegen körperliche und mentale Ermüdung bei sämtlichen Belastungen – auch bei jenen im Alltag und durch andere Sportarten. Sie bleiben also insgesamt länger leistungsfähig. Durch Ausdauertraining erreichen Sie nicht nur, dass Ihre Muskelzellen mehr Mitochondrien bilden und damit mehr Energie. Damit es Ihnen keine Probleme bereitet, eine Stunde durch den Park zu joggen oder einen ganztägigen Fahrradausflug mit Freunden zu genießen, passt sich Ihr Körper auch in ganz anderen Bereichen an. Dazu gehören die Leistung von Herz, Kreislauf und Lunge, von Stoffwechsel und Immunsystem sowie ein besserer Abbau von Stress.

Bessere Herzgesundheit

Falls Sie ganz neu mit Ausdaueraktivitäten starten, werden Sie sehr schnell bemerken, dass sich die Leistung Ihres Herzens und Ihres Kreislaufs steigert: Schon nach wenigen Wochen klopft Ihr Herz nicht mehr bis in den Hals, weil die Herzfrequenz gesunken ist. Dafür steigt das Volumen Ihres Herzschlags, Ihr Herz kann also mit jedem Schlag mehr Blut transportieren. Blut, das Ihr Gehirn und alle anderen Zellen mit Sauerstoff und Nährstoffen versorgt. Ihr Herzmuskel wird also weniger strapaziert. Langfristig vergrößert es sich sogar und kann dadurch dauerhaft effektiver arbeiten.

Dass während Ihrer Ausdaueraktivitäten mehr Blut durch Ihre Adern gepumpt wird, hält Ihre Gefäße elastisch oder macht sie wieder geschmeidig. Wer elastische Gefäße hat, leidet selten unter Bluthochdruck und hat ein geringes Risiko für Herzinfarkt und Schlaganfall. Selbst wenn Sie bereits Bluthochdruck haben, wird er sich durch Ausdauertraining verbessern. Medikamente können dann niedriger dosiert und oft auch ganz abgesetzt werden.

Mehr Luft

Auch Ihre Lungenfunktion passt sich an die neue Ausdauerbelastung an. Sie spüren das, weil Sie tiefer atmen können und kaum außer Puste kommen, wenn Sie eine Treppe nach oben laufen. Sportler nehmen tatsächlich mehr als doppelt so viel Sauerstoff auf wie Nichtsportler. Das bedeutet eine optimale Versorgung für Muskulatur, Organe und Gehirn!

Effektiver Stoffwechsel

Ihr Energieverbrauch und damit Ihre Stoffwechselaktivität steigern sich, wenn Sie zwei- bis dreimal wöchentlich Ausdauersport treiben. Das Gute daran: Es gilt nicht nur für Ihre Trainingszeiten, sondern auch für den Rest des Tages, selbst wenn Sie nichts tun. Ursache sind die gesteigerte Zahl der Mitochondrien sowie die sogenannte verbesserte mitochondriale oxidative Kapazität, also die Fähigkeit der Zelle, in den Mitochondrien Sauerstoff zu bearbeiten und daraus dem Körper Energie bereitzustellen.

Stärkeres Immunsystem

Durch Ausdauertraining regen Sie Ihr körpereigenes Abwehrsystem an, mehr Immunzellen zu bilden, sodass diese eindringende Krankheitserreger und Entzündungen effizienter bekämpfen können. Gleichzeitig arbeiten die Immunzellen selbst effektiver. Bei Fitnesssportlern sind außerdem Allergien seltener oder ihre Folgen nicht so schwerwiegend.

Nachhaltiger Stressabbau

Die gleichartigen Bewegungen des Ausdauertrainings senken Ihr Erregungsniveau deutlich, weil der Parasympathikus, Ihr »Entspannungsnerv«, zum Zuge kommt. Außerdem baut körperliche Aktivität die Stresshormone ab, die im Blut herumschwirren, und schüttet »Glückshormone« (Endorphine) aus. Ein guter Schlaf ist dann fast sicher. Nach, aber auch vor einem stressigen Tag ist Ausdauertraining genau das Richtige.

Ausdauer richtig trainieren

Immer wieder sehe ich Freizeitläufer mit hochrotem Kopf und völlig aus der Puste und muss leider feststellen: Gut gemeint ist längst nicht gut gemacht. Die richtige Belastung

Ausdauertraining auf nüchternen Magen?

Ob Sie Ihre Ausdauer morgens, mittags oder abends trainieren, ist im Prinzip egal. Machen Sie es dann, wenn es Ihnen am angenehmsten ist. Es hält sich hartnäckig das Gerücht, dass ein Nüchterntraining morgens nach dem Aufwachen die Fettverbrennung besser ankurbeln würde. Tatsächlich wird die Fettverbrennung bei moderatem Tempo immer angekurbelt. Wenn Sie gleich morgens laufen wollen, sollten Sie vorher zumindest ein Glas Wasser trinken und ein paar leicht verdauliche Kohlenhydrate wie eine Banane zu sich nehmen. Dann sind Sie länger leistungsfähig.

beim Laufen, Schwimmen und Radfahren ist das aerobe Training, also das ruhige, moderate, längere Sporttreiben, bei dem Sie sich noch unterhalten können. Nur damit erreichen Sie die beschriebenen gesundheitlichen Effekte.

Bei höchstens 20 bis 30 Prozent des Trainings dürfen Sie, wenn es Ihnen Spaß macht, auch richtig Gas geben und vom Fett- in den Kohlenhydratstoffwechsel kommen, also anaerob trainieren, um sich ein wenig herauszufordern. Dadurch steigern Sie Ihre Leistung ebenso wie durch Intervall- und High-Intensity-Training (siehe Seite 107), bei dem der Wechsel zwischen dem aeroben und dem anaeroben Bereich bewusst eingesetzt wird. Da sie ihre Belastungsgrenze erst noch kennenlernen müssen oder wenn sie zur nächsten Trainingsstufe wechseln, kommen Einsteiger meist unwillentlich immer mal wieder in den anaeroben Bereich.

Das ist kein Grund zur Sorge, sollte aber nicht zu lange dauern. Je ausdauertrainierter Sie sind, desto mehr nutzt Ihr Körper Fett als Energie, sodass Ausdauertraining mit zunehmendem Alter immer wichtiger für das Gewichtsmanagement wird.

Die passende Belastung wählen

Nur wenn Sie die angemessene Belastungsintensität wählen, können Sie die positiven gesundheitlichen Effekte des aeroben Trainings erreichen. Dazu gibt es zwei bewährte Methoden: Sie können Ihre Herzfrequenz messen oder sich nach Ihrem Körpergefühl richten.

Inzwischen hat fast jeder Zweite in Deutschland einen Fitnesstracker oder etwas Ähnliches, sodass die Messung und Kontrolle der Herzfrequenz (HF) damit kein Problem sind. Mit folgenden Formeln errechnen Sie Ihren maximalen Trainingspuls (HFmax):

- untrainierte Frauen: HFmax = 211 – (0,65 × Lebensalter)
- untrainierte Männer: HFmax = 205 – (0,65 × Lebensalter)
- trainierte Frauen: HFmax = 211 – (0,5 × Lebensalter)
- trainierte Männer: HFmax = 205 – (0,5 × Lebensalter)

Diese HFmax ist Ihre Obergrenze der Belastung, die Sie nicht überschreiten sollten. Wenn Sie untrainiert beginnen, denken Sie bitte daran, Ihre HFmax nach etwa einem halben Jahr mit der Formel für trainierte Menschen neu zu berechnen.

Falls Sie es lieber weniger technisch mögen, können Sie

Ihre Belastung auch über Ihre Atmung und Ihr Körpergefühl steuern. Sie sollten beim Training immer noch genug Luft haben, um sich unterhalten zu können. Es gilt das altbekannte Motto: Laufen (oder Radfahren, Schwimmen ...), ohne zu schnaufen. Gleichzeitig sollten Sie sich etwas angestrengt bis angestrengt fühlen. Wenn Ihnen die Belastung leicht- oder aber sehr schwerfällt, trainieren Sie nicht intensiv genug beziehungsweise zu intensiv. Dann sollten Sie die Belastung entsprechend anpassen, also steigern oder senken.

Spaß muss sein

Damit Sie tatsächlich dauerhaft zwei- bis dreimal pro Woche Ihre Ausdauer trainieren und das Training ein fester Bestandteil Ihres Lebensstils wird, suchen Sie sich eine Sportart, die zu Ihnen passt. Das Spektrum reicht von Wandern, Walken und Laufen über Inlinern, Radfahren, Schwimmen bis zu Rudern, Skilanglauf, Eislaufen, Aerobic oder Tanzen ...

Die beste Wahl für viele Einsteiger ist eine Aktivität, die keinen Zusatzaufwand bedeutet, weil sie direkt vor der Haustür damit anfangen können. Müssen Sie erst zu einer Sportstätte fahren und sich an bestimme Öffnungszeiten halten, kann das umständlich und nervig werden. Die Wahrscheinlichkeit, dass Sie die Lust verlieren, ist dann hoch. Deswegen zeige ich Ihnen am Beispiel des Walkens und Slow Joggings, für das Sie nur atmungsaktive Kleidung und entsprechende Schuhe benötigen, wie Sie Ihr Ausdauertraining angehen. Das Prinzip der Intervalle zwischen leicht und anstrengend mit leichter Steigerung im Verlauf der Zeit gilt auch für alle anderen Ausdauersportarten.

Walking – ideal für Einsteiger

Da das Gehen zu den menschlichen Grundbewegungen gehört und Walken nichts anderes als zügiges Gehen mit aktiven Armen ist, können Sie im Prinzip loslegen, ohne Gedanken an die Technik zu verschwenden und auch ohne sich vorher aufzuwärmen. Das gilt auch, wenn Sie Übergewicht haben, und auch für die meisten Menschen mit leichten Gelenkproblemen.

Machen Sie bitte nur nicht den Fehler, die Arme zu hoch zu halten, wie ich es leider oft sehe. So blockieren Sie nämlich den Schultergürtel in seiner Rotation und begrenzen Ihre Atmung. Die Arme sollten einfach locker neben dem Körper mitschwingen.

So werden Sie mit Walken fitter:

Häufigkeit: Mindestens dreimal wöchentlich, wenn Sie möchten aber auch öfter, denn die Belastung ist niedrig.

Die ersten 2 bis 4 Wochen: Gehen Sie zügig, sodass Sie sich noch unterhalten können, aber doch am Ende das Gefühl haben, etwas getan zu haben. Mindestens 30 Minuten sollte Ihre Walkingrunde dauern.

Ab Woche 5: Steigern Sie sich nun auf erst 45, dann 60 Minuten.

Behalten Sie dieses Trainingsprogramm als minimale Grundlage für Ihre Fitness bei. Im Idealfall aber bieten Sie Ihrem Organismus nach spätestens einem halben oder Dreivierteljahr neue Reize und wechseln zum Slow Jogging.

Falls der Einstieg schwerfällt

Sie schaffen es nicht von Anfang an, 30 Minuten zu walken? Das ist kein Grund, zu verzweifeln oder aufzugeben. Beginnen Sie dann mit Walking-Intervallen: Walken Sie zunächst nur 2 bis 3 Minuten. Dann gehen Sie 5 Minuten normal, bevor Sie wieder zum Walken wechseln. So schaffen Sie es sicher 20 Minuten lang. Nach ein oder zwei Wochen steigern Sie sich dann auf 30 Minuten. Ab Woche 5 klappen meist auch 45 Minuten Walking am Stück ohne Spazierpausen. Falls nicht, legen Sie eben noch ab und zu ein langsameres Intervall ein. Irgendwann schaffen Sie dann 60 Minuten am Stück.

Slow Jogging – zwischen Walken und Joggen

Mit Walking kommen Sie gut klar und möchten etwas mehr, aber Joggen erscheint Ihnen noch zu anstrengend? Dann probieren Sie Slow Jogging. Der Unterschied zum Gehen und Joggen liegt in der Technik: Während Sie beim Gehen und Walken den Fuß mit der Ferse aufsetzen und zur Fußspitze hin abrollen, setzen Sie ihn beim Slow Jogging flach auf dem Boden auf und drücken ihn aktiv vom Fußballen ab. Dann heben Sie aktiv das Knie und führen das Bein nach vorn. So wird die Bewegung insgesamt dynamischer. Je stärker Sie sich abdrücken, desto mehr nähern Sie sich der Technik des Joggens. Beim Aufsetzen des Fußes ist das Knie leicht gebeugt, sodass Fuß- und Beinmuskulatur die einwirkenden Kräfte abfedern. Das Slow Jogging ist dadurch sehr gelenkschonend. Beim Joggen dagegen entsteht immer eine Flugphase, in der kein Fuß Bodenkontakt hat. Dadurch müssen die Gelenke das Zwei- bis Dreifache des Körpergewichts abfangen.

Konkret gehen Sie so vor:

2 bis 4 Wochen: Da beim Slow Jogging die Belastung noch niedrig ist, müssen Sie sich nicht vorher aufwärmen. Starten Sie mit 30 Minuten Training. Wenn diese zunächst am Stück noch nicht klappen, verändern Sie das Tempo in Intervallen: Nach 10 Minuten Slow Jogging schalten Sie einen Gang runter und walken 5 Minuten lang. Dann wechseln Sie wieder für 10 Minuten ins Slow Jogging und schließen mit 5 Minuten Walken ab.

Ab Woche 5: Weiten Sie das Slow Jogging auf 45 Minuten aus, indem Sie sich an jedem zweiten Trainingstag um 5 Minuten steigern.

Ab Woche 7: Ab jetzt steigern Sie Ihre Belastung, indem Sie das Tempo erhöhen: Beginnen Sie mit 20 Minuten in Ihrem Tempo. Dann werden Sie für 5 Minuten schneller und enden mit 20 Minuten in Ihrem Tempo. Zum Abwärmen walken Sie noch 5 Minuten.

Ab Woche 9: Sie praktizieren Ihr Slow Jogging ab jetzt die ganzen 45 Minuten in dem schnelleren Tempo und schließen wieder mit Walken ab.

Ab Woche 12: Möchten Sie Ihr Slow Jogging auf 60 Minuten steigern? Dann tun Sie dies, indem Sie jede Woche 5 Minuten dranhängen.

Übergang zum Joggen: Oder möchten Sie vom Slow Jogging zum Joggen übergehen? Dann verkürzen Sie Ihr Training für 2 bis 4 Wochen wieder auf 35 Minuten und intensivieren gleichzeitig die Belastung. Sie beginnen mit 5 Minuten Slow Jogging zum Aufwärmen. Danach schließen Sie 10 Minuten Joggen an, das schneller ist als Ihr Slow Jogging, aber kein schnelles Laufen. Danach schieben Sie 5 Minuten Slow Jogging ein, dann wieder 10 Minuten Joggen und zum Schluss 5 Minuten Slow Jogging. Zum Abschluss dehnen Sie sich noch 5 Minuten, um die Regeneration einzuleiten. (Übungen finden Sie auf Seite 137.)

Wenn Sie damit gut klarkommen, verlängern Sie nach und nach die Joggingphasen. Sie können sich dabei am Slow-Jogging-Programm orientieren. Ihr Ziel sollte sein: regelmäßig dreimal pro Woche 45 Minuten in lockerem Tempo joggen plus zum Abschluss 5 Minuten gehen und 5 Minuten dehnen. Legen Sie zwischen Ihren Joggingeinheiten jeweils einen Tag Pause ein, damit sich Ihre Sehnen, Bänder und Knochen an diese doch deutlich höhere Belastung gewöhnen können (siehe 4. Regel, Seite 111).

Für Fortgeschrittene: HIT – High Intensity Training

Wenn Sie schon lange laufen und mal wenig Zeit haben oder wenn Sie sich herausfordern wollen, dann probieren Sie HIT (High Intensity Training), eine Trainingsform von höchster Intensität. Dafür benötigen Sie mit 30 oder 35 Minuten wenig Zeit, powern sich aber richtig aus. Sie beginnen mit 10 Minuten lockerem Einlaufen, dann sprinten Sie etwa 30 Sekunden. Darauf folgen etwa 3 Minuten lockeres Joggen. Diesen Tempowechsel machen Sie dreimal und hängen zum Abschluss 10 Minuten lockeres Laufen sowie Dehnübungen an. Wirklich fitte Läufer verkürzen diese Intervalle weiter, um sich noch mehr zu fordern.

HIT ist ideal, wenn Sie wenig Zeit haben oder Abwechslung brauchen. Es eignet sich aber nicht als ausschließliches Training.

Fit mit dem Pedelec

Das Radfahren, vor allem mit dem E-Bike, boomt ungebrochen. Diesen »Elektrotrend« sehe ich durchaus kritisch, weil sich doch viele zu sehr auf die elektrische Unterstützung verlassen und dabei denken, sie würden sich sportlich betätigen und etwas Gutes für ihre Gesundheit tun. Damit wiegen sie sich in falscher Sicherheit, denn das ist nur der Fall, wenn sich die Atem- und die Herzfrequenz beim Fahren deutlich erhöhen.

Was ist was?

Als E-Bike bezeichnet man offiziell ein Fahrrad, das auch ohne Treten der Pedale mit einem elektrischen Motor fährt – allerdings höchstens 6 Stundenkilometer schnell. Alles, was schneller ist, gilt als Kraftfahrzeug. Pedelec heißen Fahrräder mit elektrischer Unterstützung bis 25 Stundenkilometer. Wie stark diese ist, entscheiden Sie selbst. Sie können sie auch ausschalten. In der Alltagssprache wird für Pedelecs meist der Begriff E-Bike genutzt. Ich benutze hier auch beide Begriffe synonym.

Für Menschen mit Gelenkbeschwerden, starkem Übergewicht, Vorerkrankungen oder für Untrainierte kann das E-Bike, oder besser das Pedelec, richtig eingesetzt, auch ein effektives Ausdauertraining sein. 2023 veröffentlichte die Medizinische Hochschule Hannover eine Studie, bei der die Fahrten von fast 2000 Radfahrern über drei Jahre lang mit Herzfrequenz und Geschwindigkeit analysiert wurden. Zwei Drittel waren mit dem Pedelec, ein Drittel mit dem normalen Fahrrad unterwegs. Im Ergebnis waren die E-Biker fast genauso aktiv wie die Radlerinnen: Sie lagen nur mit fünf Herzschlägen pro Minute niedriger. Das glichen sie dadurch aus, dass sie das Auto öfter stehen ließen.

Ähnlich wie beim Fahrradergometer können Sie beim Pedelec die Belastung gezielt durch den Einsatz des Motors steuern und nach und nach steigern. Belastungsspitzen, wie sie beim »Biobike« in hügeligem Gelände oder bei Gegenwind entstehen, können dadurch vermieden werden. Auch mit dem E-Bike befinden Sie sich im moderaten Ausdauerbereich, wenn Sie sich etwas angestrengt fühlen, sich aber noch gut unterhalten können. Als Obergrenze der Belastung wählen Sie bitte eine Herzfrequenz von 180 minus Lebensalter. Dann sind Sie immer im optimalen Bereich für ein gesundheitsorientiertes Radfahren.

Wollen Sie jedoch regelmäßig trainieren und Ihre Leistung steigern, dann nutzen Sie am besten die Pulswerte von Seite 102, die sich aus Herzfrequenz und Lebensalter ergeben. Für die Trittfrequenz gilt: Leichte Gänge und dadurch schnelles Treten sind nicht nur gut für die Gelenke, sondern trainieren auch effektiver. 70 bis 90 Kurbelumdrehungen pro Minute sind genau richtig. Als Anfänger steigern Sie Ihre Fahrzeit im Verlauf von etwa 3 Monaten in 5-Minuten-Schritten von 20 auf 60 Minuten.

TIPP

Sicher unterwegs

Lassen Sie Ihr E-Bike genau passend auf Ihre Körpermaße einstellen, damit keine Rücken- oder Gelenkbeschwerden entstehen. Wenn Sie sich auf dem Pedelec unsicher fühlen, machen Sie einen entsprechenden Kurs, damit Sie sicher unterwegs sind. Dass ein guter Helm dazugehört, ist selbstverständlich.

4. REGEL: IHRE MUSKELN BRAUCHEN PAUSEN

Bisher ging es darum, mehr Bewegung im Alltag und ein geplantes Training von Kraft und Ausdauer in Ihr Leben zu bringen mit dem Ziel, Ihre Leistungsfähigkeit und Gesundheit zu verbessern. Wenn Sie das beherzigen, wird sich Ihr gesamter Organismus an die neuen Anforderungen anpassen und dadurch seine Belastbarkeit und Leistungsfähigkeit steigern. Das allerdings passiert nicht während des Trainings, sondern in den Pausen dazwischen. Deswegen bringt zu viel Training eher negative statt positive Effekte. Pausen zwischen den Trainingseinheiten sind also ein Muss!

Genug Ruhe für mehr Leistung

Wenn Sie beim Training bis an Ihre Belastungsgrenze gehen, entstehen kleine Schäden an Ihren Zellen, und Ihre Energiespeicher werden geleert. Für Ihren Organismus sind das Zeichen dafür, dass er seine Kapazitäten erhöhen muss. Er rechnet damit, dass er auch in Zukunft mehr leisten muss, und repariert deswegen nicht nur bis zum vorhandenen Niveau, sondern darüber hinaus. Genau diese Superkompensation (siehe Seite 43) wollen wir für Ihre Gesundheit erreichen.

Während der Erholungsphasen repariert Ihr Körper Zellschäden und stellt neue Strukturen her, die der Belastung beim Sport besser gerecht werden: Er baut beispielsweise mehr Eiweiß in die Muskelzellen ein, sodass diese größer werden, er verstärkt die Knochen und Sehnen, und er entwickelt neue Mitochondrien für mehr Energie. Er arbeitet zwar an allem, was er verstärken möchte, gleichzeitig, aber es geht trotzdem nicht bei allen Strukturen gleich schnell, wie Sie in der Grafik sehen können. So benötigen etwa Bänder und Sehnen und erst recht die Knochen sehr viel länger, um sich an die Belastungen beim Training anzupassen, als das Herz-Kreislauf-System.

Anpassungsgeschwindigkeiten des Körpers

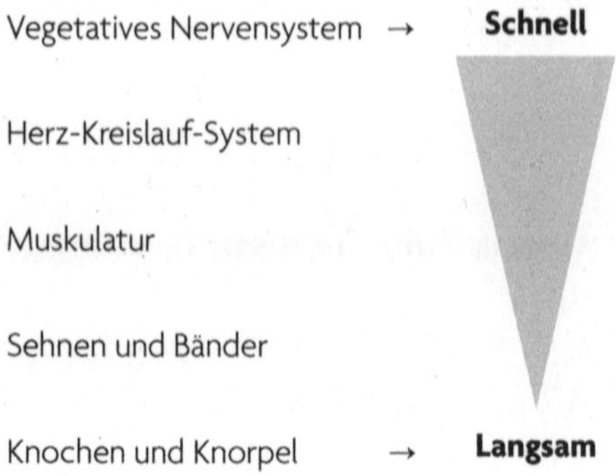

Deswegen müssen die Trainingsintensitäten und die Pausen dazwischen aufeinander abgestimmt werden. Je intensiver Sie Sport treiben, desto wichtiger ist für eine

Leistungssteigerung die genaue Steuerung von Belastung und Erholung. Das vergessen gerade ehrgeizige Sportler oft, trainieren mehr, als ihnen guttut, und wundern sich, dass sie nicht besser, sondern sogar schlechter werden. Im schlimmsten Fall geht irgendwann gar nichts mehr: Der Organismus ist übertrainiert und reagiert gar nicht mehr auf Trainingsreize.

Super-GAU Übertraining

Wer seinem Organismus nicht die notwendigen Pausen einräumt und ihn überfordert, erreicht genau das Gegenteil: Statt die Leistung zu verbessern, sinkt sie, und dadurch steigt das Risiko für Verletzungen. Spätestens jetzt wäre eine Pause angebracht. Aber viele steigern dann erst recht ihre Belastung. Je fortgeschrittener ein Sportler ist, desto größer ist dann die Gefahr, ins Übertraining zu rutschen. Ist das passiert, geht eine lange Zeit gar nichts mehr, und der Körper holt sich die so dringende Auszeit.

Neben einem starken Leistungsabfall sind auch Schmerzen ein sicheres Zeichen dafür, dass die Belastungsgrenze des betroffenen Körperteils erreicht oder überschritten ist. Zwar darf es beim Krafttraining durchaus ziehen, und der Muskel soll brennen, damit er wächst. Schmerzen soll er aber nicht. Achten Sie also auf Ihre Schmerzgrenze und ignorieren Sie sie nicht, indem Sie darüber wegtrainieren. Sonst riskieren Sie chronische Schmerzen, die Sie stetig begleiten werden.

Durchschnittliche Regenerationszeiten

Belastung (mit Beispielen)	Laufende Regeneration	Vollständige Regeneration des Gleichgewichts aller Stoffwechselprozesse
... mit aerober Energiebereitstellung (Schwimmen, Laufen, Radfahren, Walking)	Bei einer Intensität von 40 bis 60 Prozent findet eine laufende Regeneration statt	Bei einer Intensität von 70 bis 90 Prozent nach ca. 24 bis 36 Stunden, je nach Trainingszustand
... mit gemischt aerober Energiebereitstellung (Intervalle, Intervallläufe, Radfahren in den Bergen mit Tempowechsel)	Geringe Regeneration in der Phase niedriger Belastungen	Nach 24 bis 36 Stunden
... mit aerob-alaktazider u./o. laktazider Energiebereitstellung (Kraftausdauertraining, intermuskuläres Koordinationstraining, z. B. HIT, Sprints, Turnen, Fitness)	Unbedeutende Regeneration	Nach 48 bis 72 Stunden
... mit anaboler Wirkung (Muskelaufbautraining)	Unbedeutende Regeneration	Nach 72 bis 84 Stunden
... mit Wirkung auf das neuromuskuläre System (Koordinationstraining, Lernen von Techniken wie neuer Golfschlag und Krafttraining mit hohen Gewichten)	Bei kurzen Belastungen nach der Wiederholungsmethode mit recht großen Pausen	Nach 72 Stunden

Pause bedeutet nicht (nur) Nichtstun

Beine hoch, Fernseher an und Bierchen dazu: Klar, auch das darf mal sein, aber es ist nicht das, was ich hier unter Pause verstehe. Mir geht es um die gezielte Regeneration des Körpers, und die erreichen Sie einerseits durch geschicktes Timing Ihres Trainings und andererseits durch gezielte Maßnahmen zur Erholung Ihres Organismus.

Training im Rhythmus

Auf die Frage nach dem optimalen ausgewogenen Training gibt es nur eine Antwort: Ihre Basis sollte immer ein moderates, ausgewogenes, aerobes (= sauerstoffreiches) Ausdauertraining sein sowie ein Muskeltraining mit den Schwerpunkten Kraft und Beweglichkeit. Zu beiden Trainingsmethoden gehört immer als Abschluss das Dehnen (siehe Seite 134), das die Regeneration einleitet.

Für das Training der Ausdauer rate ich Ihnen, zwei bis drei, besser drei bis vier ruhige, sauerstoffreiche Einheiten pro Woche zu absolvieren. Laufen Sie, ohne zu schnaufen, und dies am besten jeweils für 45 bis 60 Minuten. Zum Einstieg wechseln Sie zwischen langsamen und schnellen Phasen hin und her, bis Sie irgendwann die ganze Strecke durchlaufen können. Orientieren Sie sich am Programm von Seite 105 und wählen Sie Ihr Tempo nach Ihrem Fitnessstand. Wenn Ihnen der Wechsel von Walken und Joggen noch zu anstrengend ist, nehmen Sie einfach stattdessen Gehen und Walken und steigern Sie sich langsam bis zum Slow Jogging und eventuell weiter zum Joggen.

Beim Muskeltraining empfehle ich Ihnen, jeden zweiten Tag mit einigen Übungen aus diesem Buch die Kraft und die Beweglichkeit Ihrer Muskeln zu trainieren. 15 bis 30 Minuten reichen dabei in der Regel aus. Das geht sowohl im Anschluss an Ihre Ausdauereinheit als auch jeweils am Tag zwischen den Ausdauereinheiten. Für Einsteiger finde ich die zweite Variante besser, denn dann werden die Einheiten nicht zu lang, und Sie belasten Ihre Muskulatur neben den Alltagsbewegungen jeden Tag auch gezielt. Konkret sieht das dann so aus:

- Montag: Muskeltraining
- Dienstag: Ausdauertraining
- Mittwoch: Muskeltraining
- Donnerstag: Ausdauertraining
- Freitag: Muskeltraining
- Samstag: Ausdauertraining
- Sonntag: Ruhetag

Selbstverständlich können Sie den Ruhetag auch anders einplanen. Den Wechsel zwischen Kraft- und Ausdauertraining sollten Sie jedoch beibehalten. So können sich die beanspruchten Strukturen jeweils am Tag danach erholen, während andere Muskelpartien arbeiten müssen.

Fortgeschrittene, die insgesamt mehr trainieren möchten, sollten Folgendes beachten: Wenn Sie täglich laufen, sollten auf anstrengende Trainingstage immer Tage mit ruhigen Regenerationsläufen folgen. Beim täglichen Krafttraining wechseln Sie von Tag zu Tag zwischen der Muskulatur des Ober- und des Unterkörpers, sodass auch in diesem Fall immer eine Hälfte der Muskeln freihat.

Wirksame Unterstützung der Regeneration

Ihr Organismus erholt sich noch besser, wenn Sie ihn spätestens drei Stunden nach dem Training – besonders wenn die Belastung ungewohnt war – gezielt bei der Regeneration unterstützen. Wärme und Kälte sind dabei die Maßnahmen der Wahl: Sie erhöhen die Durchblutung der Muskeln um das Fünffache und damit auch das Tempo der Erholung. Mit dem Blut werden überflüssige Stoffwechselprodukte, die beim Sport entstehen, abtransportiert und frische Nährstoffe sowie Sauerstoff in die Zellen gebracht. Das Ganze lässt außerdem den Muskelkater weniger stark werden.

Je nach Zeitbudget und Typ setzen Sie auf wechselwarme Duschen – immer warm beginnen und kalt enden, jeweils dreimal hin und her –, auf ein ausgiebiges Wannenbad oder auf Saunieren. Beides beruhigt auch die Psyche und ist ideal nach Sport am Abend.

Statt auf solche passiven Regenerationsmethoden können Sie auch auf aktive setzen. Dazu gehört zum Beispiel die Massage der Faszien mit der Rolle (siehe Seite 121).

Auch nach der Belastung das Richtige zu trinken und zu essen, gehört zur Regeneration – ebenso wie ausreichend Schlaf.

5. REGEL: HALTEN SIE IHRE FASZIEN GESCHMEIDIG

Ohne Faszien keine Muskeln! Faszien umspannen jede Muskelzelle und auch jede andere Zelle in unserem Körper und geben dadurch allen Geweben und Organen ihre Form. Ihr Netzwerk verbindet alle – wirklich alle! – Zellen in unserem Körper miteinander. Zusammen mit der Muskulatur bilden sie eine so eng verbundene Einheit, dass man auch von Myofaszien (griechisch *mys* bedeutet Muskel) spricht. Als myofasziale Ketten durchziehen sie den Körper, stabilisieren ihn und geben Be- und Entlastungen weiter. Bei allen Bewegungen sind nicht nur Ihre Muskeln, sondern auch Ihre Faszien aktiv. Regelmäßige Muskelaktivität regt die Entwicklung von Faszien an, hält sie geschmeidig und macht sie belastbarer.

Diese bindegewebigen Hüllen bestehen vor allem aus Kollagen, einem speziellen Protein, das besonders für seine Zugfestigkeit bekannt ist. Wenn Sie schon einmal einen Braten zubereitet haben, kennen Sie Faszien als die weißen Häute, die vorher abgeschnitten werden müssen.

Dass alle Faszien miteinander verbunden sind, ist die Erklärung, warum viele Heilverfahren auch in Körperbereichen wirken, die gar nicht behandelt wurden: Beeinflusst man beispielsweise die Spannung im Fuß, setzt sich die Veränderung durch das ganze System fort. Zumindest teilweise beruht darauf die Wirkung von Chiropraktik, Osteopathie, Akupressur und Akupunktur oder neuen Verfahren wie der Fascial Stretch Therapy (FST).

Lange verkannt und unterschätzt wurde, dass die Faszien neben den Nerven das wichtigste Kommunikations- und Wahrnehmungssystem im Körper darstellen. Sie enthalten etwa 90 Prozent aller Nervenenden und Sensoren, die einerseits Reize übertragen und andererseits auch direkt reagieren können. Daher spielen Faszien eine wichtige Rolle bei der Entstehung und Übertragung von Schmerzen.

Schmerzquelle verklebte Faszien

Fitte Faszien sind glatt, elastisch und gleiten geschmeidig aneinander vorbei. So machen sie jedes Ausdehnen und Zusammenziehen der Muskulatur ohne Probleme mit. Voraussetzung dafür ist, dass Sie genug trinken und sich ausreichend bewegen. Wenn das nicht der Fall ist, verkleben die Faszien miteinander – leider ist das die traurige Realität bei den meisten Menschen.

Schuld ist Fibrin, das sich aus dem Gerinnungsfaktor Fibrinogen bildet. Er befindet sich in der Lymphflüssigkeit und zirkuliert mit ihr im Körper, wenn Sie sich bewegen. Dadurch ist er bei Verletzungen immer gleich dort, wo er gebraucht wird. Sitzen Sie jedoch lange und unbewegt, wird die Lymphe nicht weitertransportiert und staut sich – und

Faszien und Rückenschmerzen – eine Verbindung, die nicht sein muss

Über 80 Prozent der Rückenschmerzen, die Ärzte behandeln, sind auf verklebte Faszien zurückzuführen. Dazu passt, dass sich erstens die meisten faszialen Sensoren im Lendenbereich befinden, zweitens die meisten Rückenschmerzen dort auftreten und drittens die meisten Menschen einen Großteil ihres Lebens im Sitzen verbringen, was besonders den unteren Rücken belastet. Die Lösung für diese Schmerzen ist ganz einfach: Über den Tag verteilt mehr Bewegung in den Alltag bringen und gezielt die Rücken- und (!) Brustmuskeln stärken. Wenn Sie die ersten drei Regeln dieses Buches beherzigen, werden Sie Ihre Rückenschmerzen in den Griff bekommen, bevor sich schlimmere Schäden an der Wirbelsäule entwickeln.

mit ihr das Fibrinogen. Es lagert sich im Bindegewebe ab und wandelte sich in Fibrin um. Dieser »Wundkleber« macht nun seine Arbeit. Aber weil es keine Wunde gibt, verklebt er die Faszien miteinander.

Wenn Sie dann irgendwann aufstehen, reißen Sie dadurch die Faszien auseinander und schädigen sie dabei vielleicht sogar. Das zieht oder schmerzt richtig stark – je nachdem, wie lange Ihre Faszien unbewegt waren und wie stark sie dadurch verkleben konnten. Sie kennen das sicher von langen Autofahrten, denn gerade die modernen, angeblich rückenfreundlichen Autositze engen ganz besonders ein und erschweren selbst kleinste Bewegungen.

Wenn Sie sich ständig zu wenig bewegen, erstarren Ihre Faszien um die Muskeln herum und engen diese ein. Dadurch können Sie die Muskeln nicht mehr in voller Länge aktivieren. Meist werden dann auch die nahe gelegenen Nerven so stark beengt, dass auch sie heftig schmerzen.

Wenig Aufwand, große Wirkung: So pflegen Sie Ihre Faszien

Sie wissen sicher aus Erfahrung, wie angenehm sich sanftes Dehnen und leichter Druck nach einer konzentrierten Arbeitsphase anfühlen. So etwas machen wir dann oft ganz automatisch. Viel besser ist es jedoch, wenn Sie Ihren Faszien zwei- bis dreimal pro Woche – wenn Sie möchten, auch täglich – bewusst und gezielt eine kleine Entspannungsphase gönnen. Das wirkt außerdem entspannend auf Ihre Psyche – und ist ganz einfach.

Wichtig: Faszien möchten sanft behandelt werden! Sie mögen es gar nicht, wenn man sie hart anfasst und malträtiert. Also gehen Sie bitte sachte mit sich um und genießen Sie Ihre Faszienpflege als eine spezielle Mini-Wellnesskur.

Rollübungen

Tennisball, Nudelholz oder auch eine Flasche reichen schon aus, um damit Ihre Faszien zu massieren. Oder Sie kaufen sich Faszienbälle und -rollen, die es in verschiedensten Varianten gibt. Abraten möchte ich jedoch von der »Black

Roll«: Sie ist so hart, dass die Faszienmassage mit dieser Rolle für die meisten Menschen sehr unangenehm ist. Das schadet dann mehr, als es nutzt.

Mit dem Ball

Als kleines, griffiges Massagegerät können Sie den Ball – auch gern einen Igelball – sogar unterwegs im Zug oder abends vorm Fernseher einsetzen. Rollen Sie einfach die Arme und die Körpervorderseite mit leichtem Druck durch. Damit auch der Rücken in den Genuss kommt, stellen Sie sich an eine Wand und legen den Ball zwischen Wand und Rücken. Dann schieben Sie sich mithilfe des Balls rechts und links der Wirbelsäule hoch und runter.

Das Ausrollen der Faszien (egal ob mit Ball oder Rolle) soll Ihnen immer angenehm sein, mehr als ein leichter »Wohlweh-Schmerz« ist nicht erlaubt. So lösen Sie nicht nur Verklebungen, sondern unterstützen auch den Abtransport von Abfallprodukten des Stoffwechsels und die Versorgung mit Flüssigkeit und Nährstoffen.

Vor allem, wenn Sie viel gestanden haben, gelaufen sind oder auch unbequeme Schuhe getragen haben, empfehle ich Ihnen die Massage der Fußsohle. Das entspannt zum einen die Plantarfaszie, die große Sehnenplatte unter dem Fuß, und regt zum anderen insgesamt den Lymphfluss und den Stoffwechsel an.

Legen Sie dazu einen festen Ball unterhalb des großen Zehs unter den Vorfuß und rollen Sie langsam mit Druck an der Fußinnenkante bis zur Ferse entlang. Rollen Sie zurück und wiederholen Sie das Ganze auf Höhe der mittleren Zehen und dann auf Höhe der Kleinzehe jeweils bis zur Ferse. Stellen Sie dann den Fuß auf und spüren Sie bewusst den Unterschied, bevor Sie sich dem anderen Fuß zuwenden.

Rollenmassage

Schaumstoffrollen zur Faszienmassage gibt es inzwischen längst auch in Drogeriemärkten und bei Discountern, sodass ihre Anschaffung keine enorme Investition ist. Sie eignen sich besonders gut für große Körperbereiche wie Rücken oder Beine. Auch für die Rolle gilt: Nur mit leichtem Druck und langsam benutzen, um verklebte Faszien zu entwirren. Vermutlich werden Sie wie bei den Muskelübungen auch beim Rollen merken, dass sich Ihre beiden Körperseiten unterschiedlich anfühlen. Auf Ihrer »Schokoladenseite« werden Sie das Rollen angenehmer finden und können auch ein wenig mehr Druck geben als auf der anderen, eher schmerzenden Seite. Der Grund dafür ist, dass wir im Alltag die Muskeln auf beiden Seiten unseres Körpers nicht in gleichem Maße beanspruchen. Bearbeiten Sie deswegen die empfindlichere Seite etwas länger – aber nicht mit mehr Druck.

TIPP Rollen Sie an den Beinen nur zur Körpermitte hin, denn in diese Richtung fließt das Blut regulär zurück. Dadurch schonen Sie die Venenklappen und unterstützen insgesamt die Venenpumpe beim Hochpumpen des Bluts.

Wichtig: Wenn Sie während des Rollens zu einem anderen Körperbereich wechseln möchten, nehmen Sie erst das Gewicht von der Rolle und bringen sich dann in die neue Position. Würden Sie sich mit vollem Gewicht auf der Rolle drehen, könnte es zu schmerzhaften Quetschungen kommen.

Übungen ohne Gerät

Sie können Ihre Faszien auch ohne Hilfsmittel geschmeidig halten. Bei Gymnastik, Pilates und Yoga geschieht das in der Regel automatisch mit. Das Gleiche gilt für das Dehnen, auf das ich in der nächsten, also der 6. Regel noch ausführlich eingehe. Sehr einfach zwischendurch in den Alltag einbauen lassen sich Federn, Schwingen und Hüpfen. Das mögen nicht nur die Faszien, sondern es belebt auch und bereitet gute Laune – also genau das Richtige, um dem Stress im Alltag zwischendurch etwas entgegenzusetzen. So funktioniert es:

- Federn: Heben Sie die Fersen und federn Sie locker auf und ab, ohne die Fersen zwischendurch abzusetzen. Sie können zusätzlich mit der Hüfte hin und her twisten.
- Hüpfen: Sie können mit beiden Beinen gleichzeitig hüpfen oder von einem Fuß auf den anderen. Auch beim Hüpfen können Sie twisten.
- Schwingen: Strecken Sie Ihre Arme hoch über den Kopf und lassen Sie sie in einem großen Bogen rechts und links neben dem Körper herabfallen. Ihre Knie geben dem Schwung nach. Kommen Sie genauso schwungvoll wieder hoch. Das machen Sie mehrere Male hintereinan-

der. Schwingen Sie in ähnlicher Weise die Arme vor dem Körper hin und her.

Mit diesen kleinen, aber feinen Übungen können Sie dem Verkleben Ihrer Faszien zwischendurch effektiv gegensteuern – auch in den Pausen von langen Autofahrten.

Sehnen – so bleiben sie fit

Auch Sehnen gehören zu den Faszien. Als elastische Verbindungen zwischen Muskeln und Knochen übertragen sie die Kraft der Muskulatur auf die Knochen und ermöglichen so erst all unsere Bewegungen. Genau wie die Muskeln und die übrigen Faszien passen sie sich an Belastungen an: Sie werden also stärker oder schwächer, wenn sie viel oder wenig belastet werden. Sie sind dadurch immer genau so zugfest, dass es zu ihren jeweiligen Muskeln passt. Die Kollagenfasern richten sich durch Training entsprechend neu aus, benötigen aber etwas mehr Zeit als die Muskeln – schauen Sie dazu noch einmal auf die Grafik zu den Anpassungsgeschwindigkeiten des Körpers auf Seite 112. Vor allem wenn Sie nach einer Verletzung oder mit einem anderen Sport wieder neu starten, brauchen die Sehnen viel mehr Zeit als die Muskeln, um wieder ihre alte Belastbarkeit zu erreichen. Das sollten Sie immer bedenken, um die Sehnen nicht zu überlasten und zu verletzen. Sonst könnten sie sich entzünden und im schlimmsten Fall reißen. Üben Sie sich bei allem sportlichen Ehrgeiz in Geduld, um das zu vermeiden.

Wie alle Faszien brauchen auch Ihre Sehnen genug Flüssigkeit, damit sie geschmeidig bleiben (siehe Seite 167). Die Flüssigkeit kommt aber nur in den Sehnen an, wenn sie genug bewegt werden, denn erst Bewegung pumpt sie hinein. Anders als Muskeln sind Sehnen kaum durchblutet, sodass Ihr Blut als Flüssigkeitslieferant wegfällt.

Exzentrisches Training für die Sehnen

Sehnen, wie auch insgesamt das Bindegewebe des Körpers, profitieren sehr stark von einem Training in Form einer exzentrischen Belastung (siehe Seite 54). Dabei kommt es während einer Kontraktion zu einer Dehnung des Gewebes. Dies bedeutet für die Sehne, dass sie bei einer exzentrischen Trainingsform der Muskulatur sowohl einen verkürzenden als auch gleichzeitig einen dehnenden Reiz erfährt. Exzentrische Belastungsformen finden sich beispielsweise beim Bergabgehen, beim Hinuntergehen einer Treppe oder auch bei der Landung nach einem Sprung. Mithilfe von Trainingsgeräten, wie etwa einer Beinpresse, können Sie dies zum Beispiel erreichen, indem Sie die Rückführbewegung sehr bewusst und langsam ausführen. Gleiches gilt für die Kniebeuge, wenn Sie die Beine sehr langsam und kontrolliert beugen. Sehnen profitieren also auch von einem Training der Muskulatur und verbessern damit ihre Elastizität und Belastbarkeit.

6. REGEL: LOCKERN, DEHNEN UND ENTSPANNEN SIE IHRE MUSKULATUR

Muskeln sollen stark sein, Muskeln sollen ausdauernd sein, Muskeln sollen ausreichend Masse haben, Muskeln sollen bewegen, Muskeln sollen gesund machen – Ihre Muskulatur muss ganz schön viel leisten, oder? Sie ist bei allem dabei und hat an allem teil, was Sie tun. Dazu gehört auch – und das unterschätzen wir oft – Ihr Gefühlsleben. Wenn Sie nicht zu den Menschen mit Pokerface gehören, sehen Ihre Mitmenschen Ihnen an, wie es Ihnen geht. Haben Sie Stress, spannen Ihre Muskeln an und bleiben vielleicht auch danach noch verspannt. Genau wie Sie machen Ihre Muskeln unheimlich viel mit und brauchen deswegen auch immer wieder Entspannung. Sie steigern Ihr Wohlbefinden nachhaltig, wenn Sie darauf bewusst achten.

Die Muskulatur – das »emotionale Organ«

Denken Sie bei Emotionen sofort an unser Gehirn? Oder die Nerven? Damit sind Sie nicht allein. Doch die Muskulatur ist mindestens genauso emotional: Wenn Sie lachen, benutzen Sie Ihre Muskeln. Sie können schon an der Körperhaltung ablesen – gebeugt oder erhobenen Haupts? –, wie sich Ihr Gegenüber fühlt. Vielleicht kauen Sie auf der Lippe, wenn Sie überlegen, oder hauen auf den Tisch, um Ihrer Ansicht Nachdruck zu verleihen. Was in Ihrer Seele und Ihrem Geist vor sich geht, äußert sich immer auch muskulär und sei es nur in der Mikromimik, also kleinsten, meist unbewussten Muskelbewegungen im Gesicht.

Umgekehrt können wir auch unsere Psyche durch gezielte Muskelbewegungen beeinflussen: Heben Sie jetzt bitte Ihre Mundwinkel, auch wenn Ihnen nicht nach Lächeln zumute ist. Wie fühlt sich das an? Gut, oder? Die Stimmung steigt tatsächlich durch die Veränderung der Mimik, denn Lächeln signalisiert dem Gehirn, dass etwas Positives passiert. Darauf schüttet es Glückshormone aus, und Sie fühlen sich besser. Solche Feedbackschleifen zwischen Gehirn und Muskulatur oder Körperhaltung gibt es in großer Vielzahl. Wer aufrecht durchs Leben geht, fühlt sich innerlich stärker. Diese Zusammenhänge können Sie nutzen, um beispielsweise Unlust, Stress oder Angst positiv zu beeinflussen.

Übrigens beeinflussen Ihre Emotionen auch Ihre sportliche Leistung: Mit Wut im Bauch können Sie größere Kräfte entwickeln, mit einem Lächeln gelingen viele Bewegungen geschmeidiger. Probieren Sie diese Zusammenhänge aus und nutzen Sie sie für Ihr Wohlbefinden.

Warum Muskeln verspannen

Fragen Sie sich manchmal, warum es im Schulter-Nacken-Bereich oder im Rücken zieht? Die Ursache sind verspannte Muskeln in den jeweiligen Körperregionen. Doch was führt zu diesen Beschwerden? Dafür sind drei Aspekte verantwortlich:

- Durch zu wenig Bewegung verharren die Muskeln zu lange in der immer gleichen Position. Dadurch werden sie nicht mit neuen Nährstoffen und frischem Sauerstoff versorgt, und das Fibrinogen, das nicht mit der Lymphe weitertransportiert wird, verwandelt sich in Fibrin und verklebt die Faszien der Muskeln miteinander. Das schmerzt, wenn wir uns wieder bewegen (siehe Seite 119).
- Durch eine schlechte Haltung wird ein Teil der Muskulatur über- und ein Teil unterfordert. Die ständig geforderten Muskeln – meist ist es die Haltemuskulatur – verspannen, weil ihnen die Gegenbewegung und damit die Entspannung fehlt. Auch in diesem Fall kommt es zu Verklebungen der Faszien.
- Durch Stress, der nicht komplett abgebaut wird, bleibt eine Restspannung der Muskeln im Körper. Betroffen sind davon vor allem die Muskeln in der Tiefe des Körpers wie die tiefe Rücken- und Brustmuskulatur, denn diese Muskeln erreichen Sie weder mit Alltagsbewegung noch mit »normalen« Übungen.

Sicher ahnen Sie bereits, was gegen alle drei Ursachen hilft und womit Sie Verspannungen lösen und vor allem von vornherein weitgehend vermeiden können: Ja, es sind Bewegung und Sport – aber nicht nur das.

Ursache 1 begegnen Sie schon sehr gut mit Mini-Moves zwischendurch und Alltagsbewegungen, wie ich sie in der 1. Regel ab Seite 38 erläutert habe. Dazu sollten Sie mindestens noch Dehnübungen für die betroffenen Körperregionen machen (ab Seite 137) und optimalerweise regelmäßig Sport treiben wie auf Seite 22 beschrieben.

All das gilt im Prinzip auch für Ursache 2. Aber bei einer schlechten Haltung sollten Sie zusätzlich gezielt gegentrainieren, um die unterforderten Muskelgruppen zu stärken und dadurch die überbeanspruchte Muskulatur zu entlasten. Dazu empfiehlt es sich anfangs, einen Physiotherapeuten oder einen kompetenten Trainier zu konsultieren.

Bei Stress nicht nur Sport, sondern mehr

Stress ist eine der häufigsten Ursachen für Muskelverspannungen, die sich bei andauernder Überbelastung in starken Schmerzen verfestigen können, für die auch Ärzte keine Diagnose haben. Sie sprechen dann von »unspezifischen Schmerzen«. Dabei handelt es sich sehr häufig um Rückenschmerzen, aber es können auch andere Körperbereiche betroffen sein.

Verständlich wird das, wenn wir kurz schauen, was Stress in unserem Körper anrichtet. Droht eine Gefahr, löst Ihr Gehirn mit der Stressreaktion eine Kaskade von Veränderungen in Ihrem Organismus aus, um Sie für Kampf oder Flucht bereit zu machen. Das Nebennierenmark schüttet die Stresshormone Adrenalin und Noradrenalin aus, die Atmung und Herzschlag beschleunigen. Das Blut wird aus Gehirn, Haut und Verdauung abgezogen und in die Muskulatur gelenkt. Die Muskeln spannen sich an: Ihr ganzer Körper ist bereit, der Bedrohung gegenüberzutreten. Das ist hervorragend, wenn Sie nachts überfallen werden und sich wehren oder flüchten müssen. Dann brauchen Sie genau diese körperliche Power und verbrauchen die Ressourcen, die Ihr Organismus aktiviert hat.

Sehr wahrscheinlich fühlen Sie sich aber eher von Termindruck, einer schwierigen Chefin oder von Sorgen gestresst. All das nimmt Ihr Gehirn genauso als Gefahr wahr wie die unheimlichen Gestalten in einem kriminellen Hotspot und löst die Stresskaskade aus. Doch sie nutzt Ihnen im Alltagsstress überhaupt nicht, sondern schadet eher. Sie müssen sich zusammenreißen und durch kluge Organisation oder Kommunikation mit der Situation umgehen – ganz schön schwierig mit leerem Hirn ... Danach sind Sie genauso erschöpft wie nach einem Überfall, aber mit einem Unterschied: Ihre Muskeln sind noch bis ins Innerste angespannt, und die Stresshormone schwirren weiter im Blut herum.

Dagegen hilft am besten Bewegung, und zwar vor allem Ausdauertraining oder zumindest ein strammer, langer Spaziergang. Dabei werden zum einen die Hormone im Blut wieder abgebaut, und zum anderen werden die tiefen Muskeln an der Wirbelsäule durch die gegengleiche Bewegung der Beine hin- und hergezogen, sodass sie sich wieder entspannen können. Diese Muskeln erreichen Sie sonst außer mit Core-Übungen (siehe Seite 62) oder dem »Hacker« (Seite 83) kaum.

Besser Stress vermeiden

Wenn Sie oft unter Stress leiden, empfehle ich Ihnen nicht nur Bewegung, sondern auch, Ihr Leben auf Stressfaktoren unter die Lupe zu nehmen. Schließlich hängen Ihr Wohlbefinden und Ihre Gesundheit auch davon ab, wie Sie sich insgesamt in Ihrem Leben fühlen – und Dauerstress fühlt sich nicht gut an. Deswegen ist es gut, Stressfaktoren auszuschalten (muss jeder Termin in Ihrem Kalender tatsächlich sein? Ist der intensive Kontakt zu energieraubenden Menschen weiterhin nötig?) oder auch anders mit ihnen umzugehen, denn häufig ist Stress nur eine Frage der Bewertung: Statt sich über den Lärm vom Kindergarten neben Ihrem Büro zu ärgern, könnten Sie sich auch über die Lebenslust und Unbeschwertheit der Kinder freuen.

Bewährt haben sich auch Entspannungsmethoden wie Atemtechniken, progressive Muskelentspannung nach Jacobson, autogenes Training oder Meditation. (Die Kosten für solche Präventions-Kurse übernimmt oft die Krankenkasse – fragen Sie nach.) Diese Techniken können Sie auch vor belastenden Situationen einsetzen, sodass Sie diese besser meistern.

Am Ende gilt: Je lockerer Sie durch Ihr Leben gehen, desto weniger Muskelverspannungen werden Sie haben.

Der Bewegungsradius – Schlüssel für Selbstbestimmung und Lebensqualität

Wenn Sie sich Ihr Handgelenk brechen, werden Sie viele Wochen trainieren müssen, bis Sie die alte Beweglichkeit wieder erreichen, obwohl die Knochen längst gut zusammengewachsen sind. Der eingeschränkte Bewegungsumfang verhindert dann vielleicht, dass Sie sich mit beiden Händen aufstützen oder eine Gabel problemlos in den Mund schieben können. Jeder Muskel und jedes Gelenk hat nämlich einen bestimmten Bewegungsradius und sollte diesen idealerweise erreichen, um im Alltag und im Sport optimal zu funktionieren, also die beste Leistung zu erbringen. Das Bewegungsausmaß von Muskeln und Gelenken spielt daher eine entscheidende Rolle für die Gesundheit und Funktionalität Ihres Körpers, und Sie sollten es aus folgenden Gründen trainieren:

- Erhaltung der Flexibilität: Nur mit einem ausreichenden Bewegungsradius können sich Muskeln und Gelenke frei bewegen und Ihnen die volle Beweglichkeit Ihres Körpers ermöglichen.
- Vermeidung von Steifheit und Schmerzen: Wenn Sie Muskeln und Gelenke nicht regelmäßig über das gesamte Ausmaß bewegen, können sie nach und nach steif werden. Dies kann zu Schmerzen und Einschränkungen im Alltag führen.
- Vermeidung von Verletzungen: Ein eingeschränkter Bewegungsradius erhöht das Verletzungsrisiko. Wenn Sie Ihre Gelenke nicht vollständig bewegen können, kann

dies Überlastungen in anderen Bereichen des Körpers nach sich ziehen, was zu Schäden führen kann.

- Erhaltung der muskulären Leistung: Ein vollständiger Bewegungsradius fördert die volle Nutzung und Leistung der Muskeln.
- Erleichterung alltäglicher Aktivitäten: Der Bewegungsradius ist entscheidend für die Durchführung alltäglicher Aktivitäten wie das An- und Ausziehen von Kleidung, das Aufstehen und Hinsetzen, das Gehen, das Aufheben von Gegenständen und vieles mehr.

Gerade auch mit Blick auf ein selbstbestimmtes Leben im Alter spielt der Bewegungsradius eine große Rolle. Wenn Sie Dehnübungen in Ihr Bewegungsprogramm aufnehmen, ist es für Sie ein Leichtes, den Bewegungsumfang von Muskeln und Gelenken zu erhalten oder zu verbessern. Da solche Übungen vor dem Training zum Aufwärmen sowie zur Anregung des Stoffwechsels und danach zur Lockerung und schnelleren Regeneration der Muskulatur sinnvoll sind, erreichen Sie mit Dehnübungen drei Ziele auf einmal.

Regelmäßiges Dehnen – ein Muss

Beim Dehnen ziehen Sie Ihre Muskeln in die Länge oder genauer: die Aktin- und Myosinfilamente (siehe Seite 50). Sie erreichen jedoch nicht sofort deren Endmaß, sondern müssen dafür sanft gegen den sogenannten Dehnungswiderstand antrainieren. Je häufiger Sie Dehnübungen machen, desto leichter wird es Ihnen fallen.

Außerdem werden Sie merken, dass die gleichen Übungen nach Ihrem Ausdauer- oder Krafttraining besser klappen, Sie sich also mehr dehnen können als vor dem Training. Das liegt daran, dass aufgewärmte Muskeln dehnfähiger sind als kalte. Dann hat sich die Durchblutung verbessert, die Viskosität zwischen den Verschiebeschichten verändert, und die Koordination zwischen Muskelfasern ist besser abgestimmt. Dadurch stellt die Muskulatur dem Dehnen weniger Spannung entgegen.

Dehntechniken gezielt einsetzen

Dehnen ist längst nicht gleich Dehnen! Je nachdem, wie Sie Dehnübungen ausführen, werden zwei grundsätzliche Methoden unterschieden, die jede für sich ihre Vor- und Nachteile haben. So entspannt das statische Dehnen die Muskeln besser, das dynamische Dehnen dagegen regt den ganzen Stoffwechsel sowie die Durchblutung an und fördert die Zusammenarbeit der Muskeln untereinander. Deswegen ist es sinnvoll, die Techniken zu kombinieren:

- Wenn Sie eine reine Dehneinheit machen möchten, fangen Sie am besten mit dem dynamischen Dehnen an, damit Ihre Muskulatur für die statischen Übungen aufgewärmt wird.
- Wenn Sie das Dehnen mit Ihrem Kraft- oder Ausdauertraining kombinieren, setzen Sie das dynamische Dehnen vor die Einheit und das statische dahinter.

Egal, wie Sie dehnen, für alle Methoden gilt:

Dehnen Sie nie über die Schmerzgrenze hinaus!

Statisch-passives Dehnen

Beim statischen oder passiven Dehnen nehmen Sie eine bestimmte Körperhaltung ein, aber das Dehnen geschieht nicht durch Muskelarbeit, sondern durch die Schwerkraft, einen Partner, eine Maschine oder durch einen anderen Muskel. Der Bewegungsspielraum des Muskels wird dabei vollständig ausgenutzt und vergrößert sich mit der Zeit durch regelmäßiges Training.

Zum statischen Dehnen nehmen Sie die jeweilige Dehnhaltung ein und behalten sie für eine Weile bei. Empfehlenswert sind bei funktionell »verkürzten« Muskeln, also bei Muskeln, die nicht mehr ihren vollen Bewegungsradius haben, 30 Sekunden oder bis zu 60 – je nachdem, wie lange Sie es aushalten.

Dynamisch-aktives Dehnen

Beim dynamischen oder aktiven Dehnen arbeitet der gedehnte Muskel mit seinem Gegenspieler zusammen, also ohne Hilfe von außen. Deswegen ist der größtmögliche Bewegungsradius beim dynamischen Dehnen immer kleiner als beim passiven. Aber auch er verbessert sich durch regelmäßiges Üben.

Wie der Name schon vermuten lässt, ist beim dynamischen Dehnen mehr Bewegung im Spiel. Sie gehen sanft, kontrolliert und nicht lange – nur 10 bis 15 Sekunden – in die Dehnung, lassen dann ein wenig los und dehnen noch einmal. Durch leichtes Wippen, Federn oder einen Schwung mit dem Bein verstärken Sie die Dehnung jedes Mal ein wenig.

Anspannen – Entspannen – Dehnen (AED)

Eine besondere Methode, die einerseits Ihr Körpergefühl verstärkt und andererseits auch die Dehnung, ist das Anspannen-Entspannen-Dehnen (AED), auch als Contract-Hold-Relax-Stretch (CHRS) bekannt. Es geht ganz einfach: Spannen Sie die Muskulatur erst 2 bis 10 Sekunden maximal an. Dann entspannen Sie die Muskulatur und nehmen 5 bis 10 Sekunden lang die Dehnposition ein. Das wiederholen Sie dreimal.

Dehnübungen

Es gibt zahlreiche effektive Übungen, um alle Muskeln des Körpers zu dehnen. Einige erscheinen zunächst auch ziemlich kompliziert. Ich stelle Ihnen einige einfache Dehnungen für die großen Muskelgruppen des Körpers vor. Manche eignen sich auch für zwischendurch im Büro.

Nacken

Sie sitzen aufrecht und drehen Ihren Kopf etwa 45 Grad nach rechts. Legen Sie dann Ihre linke Hand über dem rechten Ohr ab und ziehen Sie den Kopf nach rechts. Wenn Sie die Dehnung spüren, halten Sie die Position. Wenn Sie den Kopf leicht nach unten neigen, dehnen Sie stärker. Wechseln Sie die Seite.

Dehnen Sie die Rückseite des Nackens, indem Sie die Hände hinter dem Kopf verschränken und diesen sanft nach unten ziehen.

Brust

Stellen Sie sich neben eine Wand, strecken Sie Ihren Arm in Schulterhöhe zur Seite aus und legen Sie die Hand auf die Wand. Drehen Sie nun den Oberkörper von der Wand weg, bis Sie ein Ziehen spüren.

Rücken

Aus dem Vierfüßlerstand schieben Sie Ihr Gesäß zu den Fersen und legen es ab.

Die Arme strecken Sie mit den Handflächen auf dem Boden so weit wie möglich aus. Genießen Sie die Dehnung Ihrer Oberkörperrückseite.

Krabbeln Sie aus dieser Position langsam mit den Fingern nach rechts und dann nach links, sodass sich auch die Seiten dehnen.

Rücken und Brust im Sitzen dehnen

Wenn Sie auf Ihrem Bürostuhl oder auf dem Sofa sitzen, neigen Sie Ihren Oberkörper, so weit es geht, nach unten. Lassen Sie dabei den Kopf zwischen den Knien und die Arme an den Seien hängen. Das wirkt zusätzlich insgesamt entspannend.

Sie sitzen aufrecht und verschränken Ihre Hände hinter dem Kopf. Schieben Sie nun Ihre Ellbogen langsam, so weit es geht, nach hinten und halten Sie die Position.

Hüfte

Legen Sie sich mit aufgestellten Beinen auf den Boden, die Arme nach rechts und links auf Schulterhöhe ausgetreckt. Aus dieser Position senken Sie beide Beine zu einer Seite so weit ab, dass beide Schultern liegen bleiben. Kurz halten und auf die andere Seite drehen. Sie drehen mehrmals in beide Richtungen und bringen dadurch auch Beweglichkeit in die Hüfte.

Körperseiten

Im aufrechten Stand heben Sie den linken Arm hoch über den Kopf und neigen sich zur rechten Seite. Sie können die seitliche Dehnung noch verstärken, indem Sie das linke Bein hinter das rechte kreuzen.

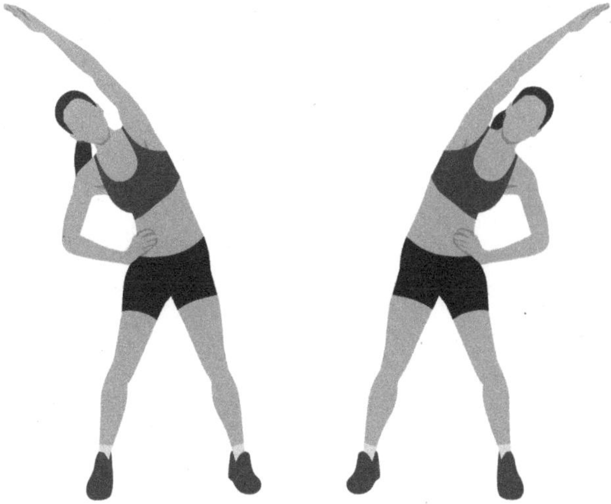

Vorderer Oberschenkel und Hüftbeuger

Im aufrechten Stand heben Sie ein Bein nach hinten an und greifen den Fuß. Ziehen Sie ihn so weit wie möglich zum Gesäß. Stützen Sie sich an einer Wand ab, wenn Sie Probleme mit dem Gleichgewicht haben.

Hinterer Oberschenkel

Legen Sie ein Bein gestreckt auf eine Erhöhung und neigen Sie den Oberkörper nach vorn, bis Sie ein Ziehen in der Oberschenkelrückseite spüren.

7. REGEL: SETZEN SIE IM ALTER AUF MEHR MUSKELTRAINING

Bis zum 30. Lebensjahr geht es mit Ihrer Muskulatur stetig bergauf, aber dann ist der natürliche Höhepunkt schon erreicht, und es geht bergab. Die so wichtige Muskelmasse und -kraft werden mit zunehmendem Älterwerden weniger. Wenn sie nicht gezielt dagegen antrainieren, dann verlieren selbst aktive Frauen ab dem 30. Lebensjahr ganz »natürlich« durchschnittlich pro Jahrzehnt etwa 4 Prozent Muskelmasse und aktive Männer rund 5 Prozent. Ein sitzender Lebensstil und zu viel körperliche Passivität beschleunigen diesen Prozess zusätzlich. Dann steht schon ab dem 50. Lebensjahr ein großer Teil der Muskelmasse nicht mehr zur Verfügung. Damit hat sich die Körperzusammensetzung grundlegend negativ und ungesund verändert.

Doch dieser Muskelabbau, den wir Sarkopenie nennen, hört dann nicht auf, sondern ab 50 beschleunigt er sich noch: Wenn Sie keine aktiven Gegenmaßnahmen ergreifen, verlieren Sie laut Statistik ab jetzt in jedem Jahr (!) 1 bis 2 Prozent Ihrer Muskelmasse. Mit 70 Jahren ist dadurch mehr als die Hälfte der Senioren von einem massiven Muskelschwund betroffen. Das klingt nicht nur schlimm: Das ist schlimm!

Doch die beiden guten Nachrichten schon einmal vorweg: Zum einen haben Sie selbst es in der Hand, ob es so weit kommt, und zum anderen können Sie sogar dann noch etwas dagegen unternehmen, wenn der Muskelschwund bereits eingetreten ist.

Was viele Menschen nämlich nicht wissen: Ihre Muskulatur kann sich bis ins hohe Alter anpassen, sodass Sie Ihre Leistungsfähigkeit immer steigern können – egal, wie spät Sie mit dem Training beginnen. Statt sich zu schonen, wenn Sie älter werden, sollten Sie Ihre Muskeln mit 50, 60 oder 70 weiterhin intensiv beanspruchen. Verzichten Sie darauf, gehen die weißen Fasern verloren, und zwar mit vielfältigen negativen Folgen.

Stark unterschätzt – Sarkopenie und ihre Folgen

Die Zahlen zeigen es: Sarkopenie ist heutzutage eine Volkskrankheit wie Diabetes. Doch sie wird leider nicht als solche wahrgenommen, obwohl die Folgen des stetigen Muskelschwunds gravierend sind. Allen voran – und das dürfte kaum jemandem bewusst sein – steigt das Risiko, frühzeitig zu sterben, deutlich! Eine bereits zehn Jahre alte Studie vom taiwanischen Institute of Popular Health Science zeigte, dass Männer und Frauen mit wenig Muskelmasse ein doppelt so hohes Sterberisiko haben wie Menschen mit normaler oder guter Muskelmasse.

Da weniger Muskelfasern auch weniger Myokine (siehe Seite 18) ausschütten, profitiert Ihr Organismus in deutlich geringerem Maße von diesen heilenden und schützenden Substanzen. Krankheiten werden wahrscheinlicher, und die Genesung dauert oft länger.

Mit den Muskelzellen verlieren Sie auch deren Mitochondrien – und das wirkt sich gravierend auf Ihren Stoffwechsel aus: Ihr Körper verbrennt weniger Energie und speichert sie stattdessen. Während sich also die Muskelmasse verringert, erhöht sich die Fettmasse. Sie werden dadurch nicht nur dicker, sondern Ihr Körper muss sich auch mit mehr entzündungsfördernden Stoffen auseinandersetzen, die das Fettgewebe produziert.

Oft wird ein ganz wichtiger Aspekt der Muskulatur vergessen: Wie viel oder wie wenig Muskeln Sie haben, entscheidet über Ihre Selbstständigkeit im Alter. Hier ein paar Beispiele: Sie brauchen Muskelkraft, um Einkäufe zu tragen, Mahlzeiten zuzubereiten, zum Gehen und Treppensteigen oder nur zum Aufstehen. Beweglichkeit benötigen Sie, um Dinge oben aus dem Schrank zu holen oder Heruntergefallenes problemlos aufzuheben. Eine gute Muskelkoordination und -kraft ist die beste Sturzprophylaxe. Nicht zuletzt bleibt auch Ihr Gehirn fitter, wenn die Muskeln fit sind (siehe Seiten 15 und 40). Fitte Muskeln sind neben gesunder Ernährung und befriedigender sozialer Interaktion die einzige Stellschraube, die Sie selbst beeinflussen können, um eine Pflegebedürftigkeit zu verhindern.

Übertragungsfehler als Ursache

Es ist noch nicht komplett erforscht, aber man vermutet, dass bei Sarkopenie die Signalübertragung nicht mehr so gut funktioniert. Im Verdacht steht die motorische Endplatte. Sie überträgt das Signal der Nervenzelle auf die Muskelfaser, sodass diese sich zusammenzieht. Das aber klappt bei Sarkopenie nicht mehr einwandfrei. Diese schlechtere Signalübertragung nennt man Dynapenie, und sie betrifft vor allem die weißen Muskelfasern, die sich dadurch abbauen. Deshalb verschlechtern sich Kraft und Reaktionsschnelligkeit drastisch. Das ist die Ursache dafür, dass Alltagsaktivitäten immer schwerer fallen und die Sturzgefahr steigt.

Es spielen außerdem noch andere Faktoren eine Rolle: Mit zunehmendem Alter bilden sich auch die Motoneuronen zurück, die Nerven und Muskeln verbinden. Entzündliche Prozesse nehmen zu, die auch vor der Muskulatur nicht haltmachen. Ein niedrigerer Testosteronspiegel, eine langsamere Regeneration und ein langsamerer Wiederaufbau erschweren die Erhaltung der Muskulatur. Oft fehlen außerdem genug essenzielle Aminosäuren (siehe Seite 149), denn auch die werden mit zunehmendem Alter vom Körper schlechter wieder aufgenommen.

Dynapenie testen

Während Sarkopenie den Muskelschwund, also den Abbau von Muskelmasse, bezeichnet, ist Dynapenie der Kraftverlust, also die Muskelschwäche. Sie kann sehr leicht mithilfe des vermeintlich einfachen Aufstehens getestet werden. Tatsächlich ist das Aufstehen eine komplexe Bewegung, die sowohl Rückschlüsse auf die Kraft als auch auf die Funktion der Muskulatur zulässt.

Dazu setzen Sie sich auf einen Stuhl und legen die Arme

gekreuzt auf die Brust. Dann stehen Sie möglichst schnell auf, ohne Ihre Arme dabei zu nutzen. Fällt Ihnen das leicht oder schwer? Ist es eine fließende, stabile Bewegung, oder schwanken Sie vielleicht ein wenig dabei? Wie oft schaffen Sie das in 30 Sekunden? Wenn Sie weniger Wiederholungen als die durchschnittlichen Angaben in der Tabelle erreichen, ist das ein deutliches Zeichen für Dynapenie. Geben Sie sich einen Ruck und unternehmen Sie etwas dagegen – auch wenn es anfangs schwerfällt.

Durchschnittliche Punktzahlen

Alter	Männer	Frauen
60–64	14	12
65–69	12	11
70–74	12	10
75–79	11	10

Gezielt vorbeugen oder dagegen antrainieren

Sarkopenie ist kein Schicksalsschlag! Wenn Sie alle Regeln in diesem Buch beherzigen, wird dieser extreme Muskelschwund vermutlich nur Theorie für Sie bleiben. Allerdings kann es leider auch bei fitten Menschen passieren, dass sie sich durch einen Unfall oder eine Krankheit lange nicht sportlich betätigen können und massiv Muskulatur abbauen. Diese wieder aufzubauen dauert gerade im höheren Alter deutlich länger als in jungen Jahren – aber es lohnt sich immer.

Wenn Sie die ersten Anzeichen von Sarkopenie an sich – oder vielleicht an Ihren Eltern oder Großeltern – bemerken, ist das kein Grund, zu verzweifeln. Nehmen Sie Ihr Schicksal selbst in die Hand und wehren Sie sich aktiv mit gezieltem Training gegen den Verlust Ihrer Muskulatur. Ja, das ist anstrengend, und der innere Schweinehund macht es nicht einfacher. Aber wenn Sie es richtig angehen, werden Sie schnell erste Fortschritte feststellen, und Ihr Ziel, Ihre Gesundheit und Selbstständigkeit zu erhalten, wird stetig näher rücken.

Schonen? Auf gar keinen Fall!

Je älter Menschen werden, desto häufiger raten ihnen Angehörige, Freunde und Bekannte, sich zu schonen: bei der Hausarbeit, im Garten und auch beim Training. Das kommt nicht nur in vielen Fällen einer Entmündigung gleich, sondern es ist schlichtweg falsch! Je älter wir werden, desto intensivere Belastungen brauchen unsere Muskeln: Nur dann können wir Qualität und Quantität von Muskelkraft und -masse überhaupt erhalten.

Ein Muss: intensive Belastungen

Ab 50 kommen Sie an einem gezielten Muskeltraining nicht vorbei, wenn Sie mittelfristig eine sarkopenische Muskulatur vermeiden wollen. Mit Bewegung im Alltag und Ausdauertraining erreichen Sie nur die roten, langsamen Muskelfasern. Doch um die weißen, schnellen Fasern zu erreichen, die von der Sarkopenie vor allem betroffen sind, müssen Sie hohe Reize setzen, also intensive Kraftbelastungen wählen.

Allen, deren Muskulatur bereits schwach ist, rate ich zum sogenannten Volumentraining: Sie trainieren mit einer hohen Zahl an Wiederholungen (8 bis 15) und einer mittleren Belastung (60 bis 75 Prozent der maximalen Kraft) bis zur maximalen Muskelerschöpfung. Die Muskeln müssen brennen. (Ähnlich wie es sich anfühlt, wenn Sie nach zügigem Treppensteigen im fünften oder sechsten Stockwerk angekommen sind.) Die Belastung muss also etwas höher sein als beim normalen Training, wie ich es Ihnen vor den Übungen erklärt habe.

Fortgeschrittenen, die nicht die Muskelmasse, aber die Leistung der Muskulatur steigern wollen, empfehle ich das High Intensity Training (HIT): Mit hohen (über 75 Prozent) bis höchsten Belastungen (bis zu 100 Prozent) brauchen Sie nur 1 bis 6 Wiederholungen bei maximaler Anstrengung. Dadurch wird speziell das Nerv- und Muskelfaserzusammenspiel verbessert, und die weißen Fasern müssen arbeiten. (Wichtig: Dieses Training ist nichts für Einsteiger!)

Sie sollten mindestens zwei-, besser dreimal pro Woche trainieren und bei Sarkopenie drei- bis viermal.

Ihr Training sollten Sie durch die passende Ernährung unterstützen und gemäß der 8. Regel immer genug Proteine, also Eiweiß, zu sich nehmen. Gerade bei Sarkopenie sollten Sie dabei auf die Aminosäure Leucin achten, die fast alle tierischen Lebensmittel enthalten ebenso wie die meisten eiweißhaltigen pflanzlichen Nahrungsmittel. Leucin regt besonders das Wachstumshormon mTOR an und unterstützt damit direkt den Aufbau der Muskulatur.

8. REGEL: VERSORGEN SIE IHRE MUSKELN MIT HOCHWERTIGEN NÄHRSTOFFEN UND GENÜGEND PROTEINEN

Bis hierher haben Sie viel über Muskelmasse, -kraft und -wachstum gelesen und wie Sie Ihre Muskulatur trainieren. Aber was passiert eigentlich in den Zellen, wenn Muskeln leistungsfähiger werden? An dieser Stelle kommt Ihre Ernährung ins Spiel, denn sie liefert Ihrem Organismus die notwendigen Baustoffe für das Muskelwachstum. Dafür sind vor allem ausreichend Eiweiße nötig, also Proteine. Das ist fast logisch, schließlich besteht Ihre Muskulatur im Wesentlichen aus Proteinen, denken Sie nur an die beiden Filamente Aktin und Myosin (siehe Seite 50), die Ihre Muskelspannung auslösen. Aber auch Kohlenhydrate, Vitalstoffe und ausreichend Flüssigkeit sind nötig, damit anabole Prozesse einwandfrei stattfinden können und der Muskelaufbau klappt.

Ohne Proteine keine Muskeln

Ihr Stoffwechsel zerlegt das Eiweiß aus den Lebensmitteln, die Sie essen, in die enthaltenen einzelnen Bestandteile, die sogenannten Aminosäuren. Über das Blut gelangen diese dorthin, wo Ihr Organismus sie braucht, auch zu den Muskelfasern. Wenn Sie intensiv trainiert und Ihre Muskeln gebrannt haben, sind in den Muskelzellen mikroskopisch kleine Risse entstanden, die repariert werden müssen. Das Training stimuliert das Wachstumshormon mTOR, das dann die Eiweißherstellung in den Zellen und damit zwangsläufig auch die Proteinsynthese direkt im Muskel anregt. Ihr Organismus füllt daraufhin die Minirisse mit Aminosäuren. Da er damit »rechnet«, dass solche Belastungen ab jetzt öfter vorkommen, baut er etwas mehr Eiweiß ein, als für die reine Reparatur nötig wäre – und schon ist Ihr Muskel ein klitzekleines bisschen dicker. Nach und nach werden Ihre Muskeln durch diesen Umbauprozess erst straffer und dann größer. Damit dieser Prozess, die sogenannte Eiweißsynthese, gut läuft, braucht Ihr Stoffwechsel genügend Proteine. Das gilt besonders für leistungsorientiert trainierende, für ältere sowie für vegan lebende Menschen.

Die richtigen Aminosäuren für den Baustoffwechsel

Es gibt 20 unterschiedliche Aminosäuren, also Eiweißbausteine. Daraus kann Ihr Körper die meisten Eiweißstoffe selbst zusammenbauen, die er benötigt. Jedoch sind neun darunter, die für Ihr Leben unverzichtbar sind (früher sagte man essenziell) und die er nicht synthetisieren kann. Diese neun müssen Sie also unbedingt zu sich nehmen. Arginin kann Ihr Organismus nur in bestimmten Lebensphasen nicht herstellen, etwa bei schweren Verletzungen. Die übrigen zehn Aminosäuren kann sich Ihr Organismus auch

Die Funktionen von Eiweiß im Körper

Da Zahl und Anordnung der Aminosäuren in jedem Protein anders sind, erfüllen Eiweiße neben dem Muskelaufbau und der Zellreparatur noch zahlreiche weitere Aufgaben im Körper:

- Als Enzyme sind sie an allen Stoffwechselvorgängen im Körper beteiligt.
- Durch die sogenannte Glukoneogenese kann aus Proteinen Energie gewonnen werden.
- Das Protein Hämoglobin dient dem Transport von Sauerstoff.
- Das Protein Ferritin dient zur Speicherung von Eisen in der Leber.
- Die Eiweiße Aktin und Myosin sorgen für An- und Entspannung im Muskel.
- Als Kollagen stützen Proteine Gewebe und Knochen.
- Als Antikörper gehören spezifische Eiweißstoffe zum Immunsystem.
- Als Rezeptoren übertragen Eiweiße Nervenimpulse.
- Im genetischen Bereich unterscheiden Repressorproteine zwischen wichtigen und unwichtigen Erbinformationen.

selbst zusammenbauen, wenn nicht genug davon in Ihren Mahlzeiten enthalten ist. Optimalerweise sollten in Ihrer Ernährung aber alle 20 Eiweißbausteine vorhanden sein, nicht alle jeden Tag, aber im Wochendurchschnitt.

Aminosäuren auf einen Blick

Unverzichtbare Aminosäuren: Histidin, Isoleucin, Leucin, Lysin, Methionin, Phenylalanin, Threonin, Tryptophan, Valin

Bedingt unverzichtbare Aminosäure: Arginin

Aminosäuren: Alanin, Asparagin, Asparaginsäure, Cystein, Glutamin, Glutaminsäure, Glycin, Prolin, Serin, Tyrosin

Egal, ob Sie Ihre Ausdauer oder Ihre Kraft trainiert haben, in jedem Fall benötigt Ihr Körper oder genauer der Baustoffwechsel danach mehr Proteine für neue Muskelzellen. Die Proteinsynthese ist bis 24 Stunden nach einem intensiven Training um rund 80 Prozent erhöht, nach leichtem Sport nur bis 1,5 Stunden. Diese Zeit können Sie nutzen und die Umbau- und Reparaturprozesse unterstützen, indem Sie gezielt die unverzichtbaren Aminosäuren Leucin, Isoleucin und Valin in dieser Phase zu sich nehmen. Die drei sorgen dafür, dass Ihre Muskulatur erhalten bleibt, aufgebaut wird, die Ermüdung später eintritt und die Proteinsynthese gut funktioniert. Die WHO empfiehlt dafür täglich 39 Milligramm Leucin, 20 Milligramm Isoleucin und 26 Milligramm Valin pro Kilogramm Körpergewicht. Diese Aminosäuren kommen beispielsweise in Rindfleisch, Kalbfleisch, Thunfisch, Lachs, Hülsenfrüchten, Mandeln und Erdnüssen vor. Wenn Sie vegan leben, sollten Sie tatsächlich genau rechnen, um Ihren Eiweißbedarf zu decken. Auch eine hochwertige Nahrungsergänzung kann dabei helfen.

Die wichtigsten natürlichen Eiweißquellen

Diese Übersicht zeigt Ihnen, wie vielfältig Sie Ihren Eiweißbedarf decken können und wie viel Sie von einem Lebensmittel essen müssen, um 20 Gramm verwertbares Eiweiß aufzunehmen.

Eier und Milchprodukte

Parmesan 55 g
Schnittkäse 90 g
Mozzarella 110 g
Magerquark 115 g
Ei 150 g
Molkenpulver 180 g
Kefir 550 ml
Naturjoghurt 600 g
Milch 600 ml

Fleisch

Lamm (Filet) 75 g
Pute 75 g
Hähnchenbrust 80 g
Kotelett (mager) 90 g
Roastbeef 90 g
Kalb (mager) 100 g
Rind 100 g
Ente 110 g

Fisch und Meeresfrüchte

Forelle 90 g
Heilbutt 100 g
Thunfisch 100 g
Zander 100 g
Garnele 105 g
Sardine 105 g
Barsch 110 g
Hering 110 g
Karpfen 110 g
Lachs 110 g
Seehecht 115 g
Kabeljau 120 g
Seezunge 120 g
Steinbutt 120 g
Seeteufel 130 g
Tintenfisch 130 g

Getreide, Nudeln, Reis

Quinoa 130 g
Amaranth 135 g
Vollkornkeks 150 g
Vollkornteigwaren 150 g
Wildreis 160 g
Vollkornmehl 165 g
Haferflocken 170 g
Naturreis 280 g

Vollkornbrötchen 280 g
Vollkornbrot 280 g

Hülsenfrüchte und Gemüse
Algen 30 g
Dicke Bohnen 80 g
Bohnen (getrocknet) 100 g
Sojabohnen 165 g
Mais 250 g
Erbsen (frisch) 280 g
Linsen (Konserve) 330 g
Grünkohl 400 g
Kartoffeln 800 g
Maracuja 800 g
Spinat 800 g
Artischocke 850 g
Aubergine 850 g

Nüsse und Samen
Sonnenblumenkerne 75 g
Erdnüsse (geröstet/gesalzen) 80 g
Mandeln 110 g
Cashewnüsse 115 g
Pistazien 115 g
Paranuss 140 g
Walnüsse (geröstet/gesalzen) 150 g

Wie viele Proteine wann?

Mit der richtigen Menge Eiweiß zum richtigen Zeitpunkt fördern Sie das Wachstum Ihrer Muskeln über die Ernährung optimal und holen das Beste aus Ihrem Training heraus. Das gilt für Leistungssportler zwar viel stärker als für Ihr gesundheitsorientiertes Training, aber trotzdem: Wenn Sie sich anstrengen, möchten schließlich auch Sie das bestmögliche Ergebnis erzielen.

Die Eiweißmenge richtet sich nach der Intensität der Belastung und nach dem Alter. Da der Organismus Proteine ab 50 Jahren nicht mehr so gut aufnehmen kann und einen Teil unverwertet wieder ausscheidet, müssen Sie dann ent-

Whey-Protein

Whey-Protein, ein Molkenprotein, ist das Eiweiß, das der Organismus am besten in körpereigenes Protein umwandeln kann. Es wird schnell verdaut, vom Körper aufgenommen und lässt sich bereits nach 30 Minuten im Blut nachweisen. Deshalb ist es als Pulver sehr beliebt bei Sportlern. Tatsächlich gibt es aber genügend natürliche Whey-Quellen wie Molke, Ricotta, Milch, Quark und Joghurt. Falls Sie auf künstliche Proteinprodukte zurückgreifen, achten Sie darauf, dass kein Süßstoff enthalten ist. Süßstoffe verändern das Darmmikrobiom.

sprechend mehr Eiweiß zu sich nehmen. An den folgenden Mengenangaben pro Kilogramm Körpergewicht können Sie sich orientieren:

- gesunde Erwachsene unter 50 Jahren: 1 bis 1,2 Gramm Protein,
- Ausdauersportler: 1,2 bis 1,8 Gramm Protein (in hochintensiven Phasen auch 2,0 Gramm),
- Kraftsportler: 1,8 bis 2,5 Gramm Protein,
- Erwachsene über 50 Jahren: 1,2 bis 1,5 Gramm Protein.

Die Proteinsynthese ist für Ihren Körper ein aufwendiger Prozess. Daher kann Ihr Stoffwechsel pro Mahlzeit nur etwa 30 bis 40 Gramm Eiweiß verarbeiten. Deshalb sollten Sie die Proteinaufnahme gleichmäßig auf alle Mahlzeiten verteilen und dabei optimalerweise jeweils etwa 10 Gramm unverzichtbare Aminosäuren zu sich nehmen. Setzen

Sie dabei Proteinschwerpunkte nach dem Sport und am Abend, denn nachts kann Ihr Baustoffwechsel die Aminosäuren direkt besser verwerten, und unterstützen Sie die Verarbeitung der Proteine immer mit einer kleinen Portion Kohlenhydrate (siehe auch nächsten Abschnitt).

Wichtig: Nehmen Sie bitte nicht mehr Eiweiß zu sich als empfohlen, andernfalls überfordern Sie Ihre Leber. Oder es landet im Fettdepot.

Kohlenhydrate für die Energie

Zwar kann Ihr Stoffwechsel auch aus Eiweiß Energie gewinnen, aber das ist ein sehr aufwendiger Vorgang, der auch Ihre Muskeln angreift. Auf diese sogenannte Proteolyse greift Ihr Organismus nur zurück, wenn es gar nicht anders geht. Deswegen sind Kohlenhydrate (umgangssprachlich Zucker) umgewandelt in Glukose die Hauptenergiequelle, denn sie liefern schnell und einfach Energie. Außerdem sind sie für zahlreiche weitere Körperfunktionen unverzichtbar: Ihr Gehirn arbeitet ausschließlich mit Glukose und benötigt täglich etwa 140 Gramm. Die roten Blutkörperchen und andere Zellen benötigen weitere 40 Gramm reine Glukose, sodass Sie bereits 180 Gramm benötigen, nur um die körpereigenen Abläufe aufrechtzuerhalten.

Ihr Körper speichert Glukose in Form von Glykogen. Zwei Drittel des Glykogens werden in Ihren Muskeln gespeichert und ein Drittel in der Leber. Ihre Leber regelt auch, dass Ihr Blutzuckerspiegel konstant bleibt und somit

Gehirn, Nervenzellen und rote Blutkörperchen mit Glukose versorgt werden.

Sie sehen: Kohlenhydrate sind grundsätzlich wichtig, und Sie sollten keinesfalls komplett darauf verzichten, sondern die richtigen essen. Sie spielen außerdem auch direkt beim Sporttreiben eine unverzichtbare Rolle.

Nicht nur für die Ausdauer, auch für die Kraft

Haben Sie schon einmal von Carboloading gehört? So nennen Ausdauerleistungssportler ihre gezielte kohlenhydratreiche Ernährung vor langen Wettkämpfen wie einem Marathon. Damit sorgen sie dafür, dass ihre muskulären Kohlenhydratspeicher zum Zeitpunkt des Wettkampfstarts maximal gefüllt sind. Mit prall gefüllten Speichern können die Läufer je nach Belastung bis zu zwei Stunden durchhalten, bevor sie unterwegs Energie nachladen müssen.

Aus dem Ausdauersport ist also schon lange bekannt, wie wichtig Kohlenhydrate für die Muskeln sind. Dass sie für das Krafttraining genauso bedeutsam sind, ist zwar in der Wissenschaft auch nichts Neues, im Breitensport wissen es dagegen die wenigsten. Kohlenhydrate unterstützen die Insulinsekretion, und Insulin wirkt dem Abbau von köpereigenem Eiweiß während des Trainings entgegen. Kohlenhydrate regen den Anabolismus also auf indirektem Weg an und sorgen dafür, dass die Aminosäuren nicht als Energiequelle aus dem Muskel abgebaut werden. Neben Proteinen benötigt Ihr Organismus also für den Aufbau von Muskulatur genauso dringend Kohlenhydrate in ausreichender Qualität und Quantität.

Kleine Portionen von Aminosäuren, kombiniert mit Kohlenhydraten, regen den Anabolismus und damit den Aufbau von Muskelprotein am besten an. Deshalb sollten vor allem Kraftsportler etwa zwei bis drei Stunden vor dem Training eine kleinere Menge Kohlenhydrate (unter 6 Gramm) und etwas Eiweiß (10 bis 20 Gramm) zu sich nehmen. So können Sie beispielsweise einen kleinen Quark mit etwas Marmelade oder ein Stück Käse mit etwas Honig anreichern. Wenn Sie Ausdauersport treiben, gilt dies nur bei lang andauerndem, intensivem Training oder vor Wettkämpfen.

Wenn das Muskel-Workout länger dauert als eine Stunde, müssen Sie genau wie die Marathonis nachladen. Pro Trainingsstunde sollten Sie etwa 1 bis 1,1 Gramm Kohlenhydrate pro Kilogramm Körpergewicht aufnehmen, was im Durchschnitt etwa 240 bis 270 Kilokalorien entspricht. Kombinieren Sie diese mit kleinen Mengen Eiweiß von 10 bis 15 Gramm.

Nach dem Training sind Ihre muskulären Glykogenspeicher leer. Füllen Sie sie mit 1 bis 2 Gramm Kohlenhydraten direkt kombiniert mit etwa 0,4 Gramm Protein (immer jeweils pro Kilogramm Körpergewicht) alle zwei Stunden über einen Zeitraum von etwa sechs Stunden wieder auf. So schaffen Sie eine ideale Grundlage für Muskelaufbau und Regeneration: Ihr Gewebe wird repariert, die Speicher werden aufgefüllt, und das Immunsystem wird angeregt.

Mein Tipp: Nehmen Sie direkt nach dem Training einen Drink aus rund 35 Gramm Kohlenhydraten und 15 Gramm Protein zu sich als Einstieg in die Einleitung und Stimulation der Regeneration.

Besser komplex statt einfach

Kohlenhydrate müssen also sein, und Trends wie »No Carb« sind definitiv ungesund. Trotzdem rate ich Ihnen dringend, auf die Qualität der Kohlenhydrate zu achten, denn es gibt große Unterschiede bei der Wirkung auf Ihren Stoffwechsel. Am schnellsten verstoffwechselt Ihr Körper Einfach- beziehungsweise Zweifachzucker (Mono- und Disaccharide) in Glukose, weil sie nur aus einem beziehungsweise zwei Molekülen bestehen. Sie merken fast umgehend nach dem Essen, dass Ihre Energie zunimmt – doch leider auch sehr bald wieder abfällt. Im Sport können Sie damit kurzfristig »Energielöcher« ausgleichen, aber bitte nur gelegentlich.

Mehrfachzucker (Polysaccharide) wie Stärke bestehen auch aus Glukose, aber mit sehr viel mehr Molekülen. Ihr Organismus benötigt daher auch sehr viel mehr Zeit, um diese komplexen Gebilde aufzuknacken. Das hat den Vorteil, dass die Glukose nicht in einem großen Schub in Ihr Blut gelangt, sondern langsam nach und nach. Ihr Energielevel bleibt dadurch insgesamt lange hoch. Gleichzeitig enthalten Lebensmittel mit komplexen Kohlenhydraten weitaus mehr Ballast- sowie Vitalstoffe als jene mit Einfachzuckern. Eine Ausnahme bilden Früchte: Ihre Fruktose ist ebenfalls ein Einfachzucker, doch sie enthalten wertvolle Vitalstoffe. Wenn Sie also Lust auf Süßes haben, sind Sie mit Obst am besten beraten. Jedoch gibt es dabei einen Haken: Fruchtzucker wird direkt über die Leber verarbeitet, und ein Zuviel wird dort gespeichert. Das kann zu einer nichtalkoholischen Fettleber führen, wenn Sie zu viel Obst essen. Mehr als zwei Stücke pro Tag sollten es nicht sein.

Gut geschmiert mit den richtigen Fetten

Neben Proteinen und Kohlenhydraten sind Fettsäuren unser dritter Hauptnährstoff, der mit 9,3 Kilokalorien pro Gramm besonders viel Energie liefert, während die beiden anderen nur 4,1 Kilokalorien mitbringen. In den letzten Jahren wurde das als Dickmacher verschriene Fett zum Glück rehabilitiert, denn es erfüllt zahlreiche Aufgaben im Körper. Es ist

- Baustoff der Zellmembranen und für Haut, Haare und Nägel.
- Schutz vor Auskühlung und vor Stößen.
- an der Kommunikation der Nerven beteiligt.
- Transportstoff für viele Vitalstoffe wie die Vitamine A, D, E und K oder Karotin und Lycopin.
- ein Sattmacher.
- ein Energiespeicher.

Für Ihren Organismus ist es sogar so bedeutsam, dass er Fett aus Kohlenhydraten und Eiweiß selbst herstellen kann. Fettsäuren sind für Ihre Muskulatur der Treibstoff beim Ausdauersport: Unter Einsatz von Sauerstoff verbrennen Ihre Mitochondrien in den roten ST-Fasern das Fett, sodass Sie lange im gemäßigten Tempo laufen, schwimmen oder Rad fahren können. »Low Fat« sollte daher keinesfalls Ihre Ernährung bestimmen!

Allerdings gilt auch hier: Auf das richtige Fett kommt es an – oder besser auf die passende Zusammensetzung. Mit den sogenannten ungesättigten Omega-3-Fettsäuren liegen

Sie richtig, denn sie wirken entzündungshemmend. Enthalten sind sie in fettem Fisch, in Fisch- und Algenöl. Aber wir nehmen im Durchschnitt leider viel zu viel Omega-6-Fette auf, die der Körper, im Übermaß genossen, zu entzündungsfördernden Botenstoffen umbaut. Ein gleichmäßiges Verhältnis der beiden Fettsäuren wäre wünschenswert, aber tatsächlich essen die meisten Menschen 15-mal mehr Omega-6- als Omega-3-Fettsäuren. Kein Wunder, denn sie sind in Wurst und Fleisch aus Massentierhaltung, in Frittiertem, in Fertigprodukten wie Chips und sogar in Sonnenblumen- und Traubenkernöl im Übermaß enthalten.

In Studien konnte nachgewiesen werden, dass ausreichend Omega-3-Fettsäuren Muskelkater verringern oder gar verhindern. Außerdem ist der »altersbedingte« Muskelabbau geringer, und die Muskulatur verbraucht den zur Verfügung stehenden Sauerstoff ökonomischer, hält also länger durch.

Achtung bei Ölkapseln

Wenn Sie Omega-3-Öl gezielt zu sich nehmen, heißt das nicht, dass es automatisch in Ihrem Körper ankommt. Dazu muss die Fettverdauung aktiviert werden, und das passiert nur, wenn Sie das Fett direkt aufnehmen. Die Kapselhülle verhindert, dass der Körper das Öl darin erkennen kann. Entweder öffnen Sie die Kapsel, wenn Sie nichts oder nur fettarmes Essen dazu genießen, oder Sie nehmen sie zu einer fettreichen Mahlzeit ein. Oder Sie kaufen lieber Omega-3-Öl in der Flasche statt in Kapseln.

Mikronährstoffe nicht vergessen

Mit einer abwechslungsreichen, ausgewogenen und frischen Ernährung nehmen Sie nicht nur in größeren Mengen die drei Hauptnährstoffe zu sich, sondern in kleinen bis kleinsten Mengen auch unverzichtbare Substanzen wie Vitamine, Mineralien und Spurenelemente sowie Ballaststoffe. Diese Vitalstoffe setzen biochemische Vorgänge in Ihrem Stoffwechsel in Gang, unterstützen oder beschleunigen sie. Manche von ihnen sind für eine gute sportliche Leistung wichtig:

- Bei zu wenig **Eisen** nimmt die Zahl der roten Blutkörperchen ab, die den Sauerstoff transportieren. Dadurch wird Ihre Muskulatur schlechter mit Sauerstoff versorgt und ermüdet schneller. Zu viel Eisen dagegen schadet dem Immunsystem. Mit 6 Milligramm am Tag liegen Sie richtig.
- **Zink** beeinflusst die Leistung Ihrer Muskeln und Ihre Ausdauer positiv. Bei einem Zinkmangel vermindert sich das Muskelwachstum. Mehr als 15 Milligramm Zink täglich dürfen es nicht sein, denn das beeinträchtigt den Kupferhaushalt und den HDL-Cholesterin-Spiegel.
- **Silizium** beeinflusst die Synthese und Elastizität des Bindegewebes sowie den Knochenbau. 30 Milligramm pro Tag sollten es sein.

Alle drei sind in einer ausgewogenen Ernährung normalerweise ausreichend enthalten. Deswegen rate ich Ihnen, die entsprechenden Werte ärztlich überprüfen zu lassen, bevor Sie Nahrungsergänzungen einnehmen.

Anders dagegen sieht es mit **Vitamin D** aus, das nur bei Sonnenlicht in ausreichender Menge gebildet wird und nur in kleinen Mengen in unseren Lebensmitteln enthalten ist. Deswegen empfiehlt sich eine Ergänzung von Oktober bis April, manchmal aber auch ganzjährig. Das gilt besonders für Sportler, denn zu wenig Vitamin D beeinträchtigt die Kraft und die Koordination der Muskulatur. Außerdem ist es unverzichtbar für den Knochenaufbau, und stabile Knochen sind beim Training besonders wichtig. 100 Mikrogramm (4000 IE) täglich empfiehlt die Europäische Behörde für Lebensmittelsicherheit (EFSA). Als Öl in Tropfenform nimmt der Körper es am besten auf, in Kapseln etwas schlechter.

Bei Sportlern beliebt ist die zusätzliche Einnahme von **Kreatin**. Das Peptid entsteht auf natürliche Weise im Proteinstoffwechsel und entscheidet bei anaeroben Belastungen, also ohne Sauerstoffverbrauch, wie bei intensiven Sprints oder beim Muskeltraining, über die Leistungsfähigkeit der Muskulatur. Das kann besonders vor Wettkämpfen sinnvoll sein. Als Nebenwirkung können allerdings Ödeme und eine Spannungserhöhung der Muskulatur auftreten – beides ist gerade beim Sport kontraproduktiv. Ihr Organismus stellt den Stoff in ausreichender Menge selbst her, deswegen ist eine zusätzliche Einnahme im Grunde bei Mangel oder Auftreten einer Sarkopenie ab dem 60. Lebensjahr nötig.

Kraftsportler greifen gern zu **Taurin**. Es hat jedoch seine kraftsteigernde Wirkung bisher nur im Tierversuch gezeigt. Für Menschen konnte nichts Vergleichbares nachgewiesen werden. Taurin ist ausschließlich in tierischen Lebensmitteln enthalten, dort allerdings in ausreichender Menge. Auch bei Veganern kommt es selten zu einem Mangel, weil der Körper Taurin selbst herstellen kann.

Magnesium gegen Krämpfe?

Nach wie vor gilt Magnesium als das Mittel der Wahl gegen Muskelkrämpfe, und viele Sportler haben es immer parat, um es im Fall eines Krampfs direkt einzunehmen. Doch schon der gesunde Menschenverstand sollte Ihnen sagen, dass es eine Weile dauert, bis das Mineral erst im Blut und dann bei den richtigen Zellen ankommt. Dann ist der Krampf längst vorbei.

Auch wissenschaftlich ist längst bestätigt, dass Magnesium nicht gegen Krämpfe hilft, auch nicht, wenn es regelmäßig zur Vorbeugung eingenommen wird. Stattdessen führt es überdosiert zu Magen-Darm-Beschwerden. Trinken Sie daher auch nicht längerfristig magnesiumreiches Mineralwasser, denn das wirkt wie ein Nahrungsergänzungsmittel.

Das hilft gegen Muskelkrämpfe

Ihre Muskeln verkrampfen sich, wenn Sie sie stark überbelasten oder nicht ausreichend mit Flüssigkeit und/oder Mineralien versorgen. Beugen Sie vor mit gutem Aufwärmen und genügend kalium- und natriumhaltigem Wasser, eventuell auch während des Sports. Kommt es trotzdem zum Krampf, massieren und dehnen Sie den Muskel.

Essen Sie nicht zu wenig

Vielleicht wundern Sie sich über diese Überschrift, schließlich haben Sie bereits zu Beginn des Buchs gelesen, dass zu viel Fettmasse nicht gut für Ihre Gesundheit ist (siehe Seite 47). Das stimmt auch. Aber viele Menschen, die abnehmen wollen, vor allem Frauen, machen den Fehler, nur noch sehr wenig oder sehr spezielle Lebensmittel zu essen oder gar zu fasten und gleichzeitig ihre Muskeln zu fordern. Die Folge ist, dass sie Muskelmasse verlieren, statt sie hinzuzugewinnen. Wenn der Muskulatur für ihre Arbeit und erst recht zum Aufbau von mehr Masse die nötigen Proteine und Kohlenhydrate fehlen, treibt das Ihren Organismus zum Selbstkannibalismus oder konkret: zum Muskelabbau. Für den Muskelaufbau ist eine ausreichende Nahrungsaufnahme aus folgenden Gründen unverzichtbar:

Energiebedarf: Um Muskelmasse aufzubauen, benötigt der Körper zusätzliche Energie – etwa 100 kcal zusätzlich pro Tag allein für den Muskelaufbau ist dann notwendig. Wenn Sie zu wenig essen, haben Sie nicht genug Energie für ein intensives Training und die Muskelregeneration.

Eiweißbedarf: Proteine sind wichtig für das Muskelwachstum. Wenn Sie zu wenig Eiweiß zu sich nehmen, hat Ihr Organismus Schwierigkeiten, neues Muskelgewebe aufzubauen und zu reparieren.

Stoffwechsel: Zu wenig Kalorien können zu einem langsameren Stoffwechsel führen, weil Ihr Körper auf Sparflamme schaltet, um Energie zu sparen. Dies erschwert den Muskelaufbau und begünstigt den Verlust von Muskelmasse.

Nährstoffmangel: Zu wenig Vitamine und Mineralstoffe beeinträchtigen die Muskelgesundheit und das Immunsystem. Eine ausgewogene Ernährung ist unverzichtbar, um sicherzustellen, dass Ihr Körper alle notwendigen Nährstoffe erhält.

Muskelerholung: Muskelgewebe wächst und regeneriert sich in der Ruhephase nach dem Training. Eine unzureichende Ernährung kann die Erholung beeinträchtigen und die Effizienz Ihres Muskelaufbaus verringern. Es gilt:

Wer trainiert, muss essen!

Ihre Ernährung sollte ausgewogen sein und Ihre Kalorienzufuhr zu Ihren Trainingszielen und dem Körpertyp passen. Sie sollten nicht zu viel essen, um Muskelmasse aufzubauen, aber für gute Trainingsergebnisse und Ihre Gesundheit ist die richtige Nahrungszufuhr entscheidend.

Energiebedarf des Körpers

Ihr Körper verbraucht in drei Bereichen Energie:

Der **Grundumsatz** und der Ruheenergieverbrauch geben an, wie viel Energie Sie täglich durch die körperlichen Grundfunktionen wie Atmung, Herzschlag, Muskelspannung, Immunsystem und alle anderen Prozesse verbrauchen.

Die **Thermoregulation** sorgt für Ihre gleichmäßige Körpertemperatur und ist für uns lebenswichtig.

Der **Leistungsumsatz** bezeichnet die Menge an Energie, die wir verbrauchen, wenn wir aktiv unser Leben bewältigen.

Die richtige Menge

Wie viel sollen Sie also essen? Ganz einfach: Nehmen Sie so viel Energie – die wird in Kalorien gemessen – zu sich, wie Sie verbrauchen, wenn Sie mit Ihrem Gewicht zufrieden sind und es halten wollen. Möchten Sie abnehmen, muss Ihr Verbrauch höher sein.

Um Ihren alltäglichen Kalorienverbrauch zu berechnen, können Sie sich an folgenden Formeln orientieren. Berechnen Sie zunächst Ihren Grundumsatz (GU):

- Normalgewicht = Körpergröße in Zentimeter – 100 (auch wenn Sie kein Normalgewicht haben)
- Männer: 1,1 × 24 × Normalgewicht in kg = GU in kcal
- Frauen: 1,0 × 24 × Normalgewicht in kg = GU in kcal

Den Leistungsumsatz setzen Sie mit 40 Prozent an, wenn Sie sehr aktiv sind, mit 50 Prozent, und addieren ihn zu Ihrer Kalorienzahl hinzu. Um die Thermogenese einzuberechnen, multiplizieren Sie die errechnete Kalorienzahl mit 1,06.

Wenn Sie Muskeln aufbauen möchten, dürfen Sie noch einmal 100 Kalorien pro Tag dazuzählen, um dem Baustoffwechsel die nötige Energie zur Verfügung zu stellen.

Diese Rechnung gilt auch, wenn Sie abnehmen möchten. Schließlich liegen Sie mit Übergewicht bereits über dem Normalgewicht und nehmen mit der Normalgewichtsrechnung automatisch weniger Kalorien zu sich. Sie werden feststellen, dass Ihr errechneter Wert höher ist als all die Werte, die bei den gängigen Diäten propagiert werden: 1000 oder 1200 Kalorien sind für Ihren Körper einfach zu wenig.

9. REGEL: TRINKEN SIE GENUG WASSER

Ihr Körper besteht zu rund 60 Prozent aus Wasser, und das meiste davon wird im Bindegewebe und in den Muskeln gespeichert. Es dient als Transportmittel für alle lebenswichtigen Substanzen wie Sauerstoff, Energie- und Baustoffe, Stoffe aus dem Metabolismus und Elektrolyte sowie für die Abfallprodukte des Stoffwechsels (Harnstoff, Harnsäure, Kreatinin oder zu viel aufgenommene Salze). Wasser ist also für Ihre Zellen lebensnotwendig, gelangt aber dort nur in ausreichender Menge hin, wenn ...

- Sie sich genug bewegen, damit es auch in Ihrem ganzen Körper verteilt wird, und wenn ...
- Sie genug davon zu sich nehmen.

Genug bedeutet 30 Milliliter pro Kilogramm Körpergewicht. Das sind bei einem Gewicht von 70 Kilogramm 2,1 Liter. Erscheint Ihnen das viel? Durch Verdunstung über die Haut, Atmung und Verdauung scheiden Sie allein durch die Grundfunktionen Ihres Körpers ungefähr 2 Liter Flüssigkeit aus! Mit der empfohlenen Menge gleichen Sie also gerade einmal Ihre Verluste aus und halten Ihren Wasserhaushalt im Gleichgewicht – und das ist von zentraler Bedeutung für Ihre Gesundheit und Ihr Wohlbefinden.

Wenn Sie sich körperlich anstrengen, bei Hitze und auch bei Kälte (!), benötigen Sie je nach Situation deutlich mehr Wasser. Rechnen Sie pro Sportstunde mindestens 0,5 bis 1 Liter zusätzlich. Ein Hochleistungsrennradfahrer braucht beispielsweise im Sommer auf Bergstrecken bis zu 20 Liter zusätzlich. Das Wasser dient dann auch dazu, die Hitze aus den Muskelzellen abzuleiten.

Eine schlechte Flüssigkeitsversorgung (Hydration) der Faszien und Muskeln führt zu einem »sauren« pH-Wert im Blut und zu Verspannungen und Verkrampfungen. Gut hydrierte Muskelzellen dagegen funktionieren besser, arbeiten effizienter und ermüden später.

Da Sie nachts zwar weiter geatmet und ausgedünstet, aber nichts getrunken haben, rate ich Ihnen: Trinken Sie direkt nach dem Aufstehen ein großes Glas Wasser, um den nächtlichen Verbrauch auszugleichen und die Stoffwechselprodukte der Nacht möglichst schnell auszuschwemmen. Wenn Sie bis mittags etwa 60 Prozent Ihres Flüssigkeitsbedarfs zu sich genommen haben, passt das bestens zu Ihrem körperlichen Biorhythmus, denn vormittags verdunstet mehr Flüssigkeit über Ihre Haut als nachmittags. Je nachdem, ob und wie intensiv Sie abends noch Sport getrieben haben, trinken Sie dann nur noch kleine Mengen.

Muss es unbedingt Wasser sein?

Ja! Auf diese Frage gibt es nur diese eine Antwort: Das ist die Flüssigkeit, die Ihr Körper dringend täglich in ausreichender Menge braucht. Tee und Kaffee gehen auch als

Flüssigkeitslieferanten durch, aber nur, wenn sie keine Süßungsmittel und keine Milch enthalten.

Limonaden mit ihrem hohen Zuckeranteil sind echte Kalorienbomben und deshalb nicht geeignet, den Flüssigkeitsbedarf des Körpers zu decken. Doch viel schlimmer: Diese Getränke schränken Ihre Leistungsfähigkeit massiv ein, weil die Verarbeitung der Energie aus den Getränken immer zulasten der Leistung geht. Sportler dosieren deswegen Getränke mit Energiegehalt sehr vorsichtig.

Energydrinks enthalten neben Wasser viel Zucker, viel Koffein und Mineralien sowie anregende Stoffe wie Taurin, Inosit und Glucuronolacton, Ginseng und Guarana. Das macht sie besonders in Verbindung mit Sport zu einer gefährlichen Mixtur, die zu Nervosität, Schlaflosigkeit, Bluthochdruck, Herzrhythmusstörungen oder Kreislaufkollaps führen kann. Also besser: Finger weg!

Elektrolyte

Elektrolyte sind Mineralstoffe, die im Blut elektrische Ladungen transportieren. Dazu gehören Natrium, Kalium, Chlorid und Bikarbonat. Sie spielen eine entscheidende Rolle bei der Regulierung der Nerven- und Muskelfunktion sowie des Wasserhaushalts.

Alkohol – ein No-Go

Vor allem im Breitensport ist das Bierchen nach dem Fußballtraining oder dem Tennismatch eine lieb gewonnene

Gewohnheit – leider aber eine extrem ungesunde. Fakt ist: Alkohol ist für Ihren Körper ein Gift! Er mindert Ihre körperliche und geistige Leistung!

Während Sie nachts schlafen, widmet sich Ihr Organismus normalerweise den notwendigen Zellreparaturen und dem Muskelaufbau. Haben Sie aber Alkohol getrunken, ist das oberste Ziel Ihres Körpers, diesen Giftstoff zu eliminieren und aus Ihrem Körper wieder herauszuschleusen. Darauf richtet er seine ganze Kapazität aus und braucht dafür auch meist die ganze Nacht. Für Reparaturen oder gar für mehr Muskeln hat er dann keine Zeit. Damit waren nicht nur Ihre Trainingsbemühungen umsonst, sondern Sie werden sich auch am nächsten Tag matter fühlen, sodass Konzentrations- und Reaktionsfähigkeit leiden.

Alkohol – immer ein Risiko

Übrigens: Da Alkohol die Regeneration Ihres Körpers im Prinzip unmöglich macht, steigt damit auch das Risiko für Krebs-, Herz-Kreislauf- und andere Erkrankungen. Darauf wies erst Anfang 2023 die WHO hin. Danach gibt es keine risikolose Alkoholmenge, und die Hälfte aller Krebsfälle in Europa geht auf leichten bis moderaten Alkoholkonsum zurück.

Nach dem Sport

Da Sie beim Training sowohl Flüssigkeit als auch Energie und Elektrolyte verbraucht haben, können Sie sich danach ein alkoholfreies Bier oder eine Apfelschorle gönnen. Damit geben Sie Ihrem Organismus neben Wasser auch Kalium und Glykogen zurück. Dazu empfehle ich Ihnen, ein natrium- und kaliumreiches Mineralwasser mit Apfelsaft im Verhältnis eins zu zwei zu mischen. Das Bier sollte unbedingt ein 0,0-Prozent-Getränk sein, nicht nur alkoholreduziert. Wenn Sie beim Wasser bleiben wollen, trinken Sie nach dem Sport ein mineralreiches Wasser.

Danksagung

Auf diesem Wege gilt mein besonderer Dank dem Ullstein-Verlag für die seit Jahren tolle Zusammenarbeit sowie aus dem Verlag insbesondere Alexandra Krishnabhakdi, die uns seit Jahren hervorragend betreut, immer ein konstruktives und offenes Ohr für uns Autoren hat und uns mit eigenen Ideen ständig inspiriert.

Aber dieses Buch wäre natürlich nicht entstanden, ohne dass Ulrike Schöber wieder an meiner Seite ist. Mit viel Esprit und viel Engagement hat sie es auch diesmal wieder herausragend geschafft, aus meinen Texten viel Lesenswertes zu zaubern! Unsere Zusammenarbeit ist einzigartig, und das ist alleinig die Grundlage für die vielen erfolgreichen Bücher. DANKE!

Literatur

De Stefano, R.: *Muscle Medicine: The Revolutionary Approach to Maintaining, Strengthening, and Repairing Your Muscles and Joints.* New York City, Atria Publishing Group 2009.

Delgado, J.: Stress-induced muscle tension: Symptoms and practical solutions. https://psychology-spot.com/stress-induced-muscle-tension-symptoms-and-practical-solutions/ (09.02.22).

Froböse, I.: *9 Regeln für einen optimalen Stoffwechsel: Fit, schlank und gesund in wenigen Schritten.* Berlin, Ullstein Taschenbuch 2023.

ders.: *Muskeln – die Gesundmacher: So bleiben wir fit, schlank und mental in Balance.* Berlin, Ullstein extra 2023.

ders.: *Der Stoffwechselkompass: Was uns in der zweiten Lebenshälfte fit, schlank und wach hält.* Berlin, Ullstein extra 2022.

ders.: *Die Formel Froböse: Der Wegweiser für ein vitales und gesundes Leben.* München, Südwest Verlag 2020.

ders.: *Leistung messen & steigern: Die besten Methoden aus dem Profisport – für Ausdauer- und Krafttraining.* München, Gräfe und Unzer Verlag 2018.

ders. mit Schöber, Ulrike: *Das neue Psoas-Training: Schmerzfrei, leistungsfähig und beweglich: Die besten Übungen für den großen Lendenmuskel.* München, Südwest Verlag 2017.

ders. mit Schöber, Ulrike: *Volkslaufbuch: Gesünder, schlanker, besser drauf. Für Einsteiger und Freizeitläufer.* München, Südwest Verlag 2016.

ders.: *Das Muskel-Workout: Über 100 hocheffiziente Übungen ohne Geräte.* München, Gräfe und Unzer Verlag 2014.

Hollstein, T.: Sport als Prävention: Fakten und Zahlen für das individuelle Maß an Bewegung. https://www.aerzteblatt.de/archiv/209444/Sport-als-Praevention-Fakten-und-Zahlen-fuer-das-individuelle-Mass-an-Bewegung (15.04.20).

Myers, T.: *Anatomy Trains: Myofasziale Leitbahnen.* München, Urban & Fischer Verlag 2015.

Talar, K., Hernández-Belmonte, A., Vetrovsky, T., Steffl, M., Kalamacka, E., Courel-Ibáñez, J. (2021): Benefits of Resistance Training in Early and Late Sages of Frailty and Sarcopenia: A Systematic Review and Meta-Analysis of Randomized Controlled Studies. In: *Journal of Clinical Medicine* 2021 10, 1630. https://doi.org/10.3390/jcm10081630.

Toigo, M.: *Muskel Revolution: Konzepte und Rezepte zum Muskel- und Kraftaufbau.* Heidelberg, Springer-Verlag 2019.